肘关节手术精要

Essentials in Elbow Surgery

作 者：〔西〕Samuel Antuña

〔西〕Raúl Barco

主 译：查晔军

北京科学技术出版社

First published in English under the title
Essentials in Elbow Surgery
edited by Samuel Antuña and Raúl Barco
Copyright © Springer-Verlag London 2014
This edition has been translated and published under licence from Springer-Verlag London.

著作权合同登记号　图字：01-2019-1582

图书在版编目（CIP）数据

肘关节手术精要 / (西) 塞缪尔·安托纳 (Samuel Antuña) , (西) 劳尔·巴可 (Raúl Barco) 主编；查晔军主译. — 北京：北京科学技术出版社，2020.6
书名原文：Essentials in Elbow Surgery
ISBN 978-7-5714-0544-1

Ⅰ. ①肘… Ⅱ. ①塞… ②劳… ③查… Ⅲ. ①肘关节-外科手术 Ⅳ. ①R687.4

中国版本图书馆CIP数据核字（2019）第244827号

肘关节手术精要

作　　者：〔西〕Samuel Antuña　〔西〕Raúl Barco
主　　译：查晔军
责任编辑：杨　帆
责任印制：吕　越
图文制作：北京永诚天地艺术设计有限公司
出版人：曾庆宇
出版发行：北京科学技术出版社
社　　址：北京西直门南大街16号
邮政编码：100035
电话传真：0086-10-66135495（总编室）
　　　　　0086-10-66113227（发行部）
　　　　　0086-10-66161952（发行部传真）

电子信箱：bjkj@bjkjpress.com
网　　址：www.bkydw.cn
经　　销：新华书店
印　　刷：北京利丰雅高长城印刷有限公司
开　　本：787mm×1092mm　1/16
字　　数：200千字
印　　张：11
版　　次：2020年6月第1版
印　　次：2020年6月第1次印刷
ISBN 978-7-5714-0544-1/R·2690

定　　价：128.00元

译　者

主　译　查晔军

主　审　蒋协远　公茂琪

校　对　查晔军

译　者

陈　辰　北京积水潭医院创伤骨科（1~3章）

周　力　北京积水潭医院创伤骨科（4~5章）

查晔军　北京积水潭医院创伤骨科（6~7章）

孙志坚　北京积水潭医院创伤骨科（8~9章）

序　言

我们经常把肘关节称为"中间的关节"，因为这可以精确反映肘关节是肩关节和手之间的解剖连接关节，同时这也隐喻了肘关节是上肢疾患诊治认识上的空白。虽然每年我们会遇到许多世界各地专门诊治肩关节和手疾病的访问学者，但是相比而言对于肘关节的理解仍然很不足。而 Antuña 和 Barco 两位医生的工作对于解决这一不足十分重要。他们组织了全世界在肘关节疾患方面经过良好培训、同时担任教师和临床医生双重角色的专家撰写了本书。经过精心设计，本书可为临床医生提供诊断和治疗两方面的实践经验。更重要的是，本书是从不太精通和了解肘关节的外科医生的视角进行组织和撰写的。

本书的内容既简单又全面，既基础又深入，不仅可以为治疗提供最新的理念，还可以清晰理解肘关节的病理解剖及其临床相关性。其目的是为忙碌且可能不太熟悉此领域的临床医师提供一个全面且简明的治疗指南，其中一些疾病可能经常出现，而一些情况即使是从事临床多年的骨科医生也可能不常遇到。本书内容涵盖较广，包括肘关节损伤的处理、软组织和运动损伤及病变的处理，还有包括关节置换在内的重建手术的细节。因此，本书应在处理肘部问题的外科医师的书架上占有一席之地。

在我个人而言，我特别为本书感到骄傲，因为我对大多数作者都很熟悉，他们都在梅奥诊所接受过某种程度的培训。我为他们在本书内容中所体现的成就感到骄傲。

我高度赞扬 Antuña 和 Barco 两位医生为出版这一急需的书籍所做的努力，我认为本书是对肘关节治疗最新理念的权威解释。

Bernard F. Morrey

明尼苏达州，罗切斯特，梅奥诊所骨科教授

得克萨斯州，圣安东尼奥，得克萨斯大学医学中心骨科教授

（查晔军　译）

前　言

　　本书是为了帮助您理解和治疗常见的肘关节问题。我们并不期望您在读完本书后立即成为一名专业的肘关节外科医生，但是您将成为一名知识渊博的骨科医师，帮助您处理在实践中经常遇到的常见急慢性肘关节问题。如果您仔细通读了本书的九章内容，我们确信您会更有信心去处理肘部周围的复杂骨折，能够减少疼痛发生的可能，并且将有可靠的指南来制订最佳治疗方案。

　　当我们考虑这个项目时，我们的想法非常简单。如今肘外科有一些非常详细且全面的书籍，对于获取有关特定主题的离散信息很有用，但对于大骨科医师来说，它们可能太大，不便于读者使用。年轻医生对肘部手术越来越感兴趣。我们指导住院医师和访问学者的多年经验告诉我们，他们真正需要的是一本不那么宽泛、易于阅读的书，可以提供最常见问题的实用信息。本书足以让大骨科医生理解常见的肘关节疾患和手术，在培训期间可作为学习基本肘关节手术的指南。

　　本书的第一个亮点是参与作者，他们都是世界上最好的肘部外科医生，以其专业知识和对教学及科研的奉献而闻名。我们对他们都深表感谢。所有人在编写时均努力采用相同的风格和统一的认识，这种统一的认识均是基于他们的临床经验，这也正是本书的价值所在。

　　最后，我们感谢 La Paz 大学医院的患者和所有同事。他们给予我们信心去建立一个临床实践流程。如果不是我们的合作伙伴将患者送到我们这里，如果不是这些患者对我们的能力和服务的信任，我们就无法获得在这一领域丰富的专业知识。我们希望这本书也能帮助世界各地的其他患者。

Samuel Antuña 西班牙马德里

Raúl Barco 西班牙马德里

（查晔军　译）

目　录

第一章 应用解剖和肘关节手术入路

作者：Raúl Barco, José R. Ballesteros,
Manuel Llusá 和 Samuel Antuña

译者：陈 辰

摘 要

关于解剖和手术入路的知识非常重要，不仅有助于设计手术策略，同时还可以有效减少并发症。本章对肘关节应用广泛的入路做一回顾，在强调如何延长入路的同时，也对不同肘关节疾病的最适宜入路作出阐释。讨论了肘关节手术时神经血管的相对位置以及术中如何进行保护。

关键词

手术入路；解剖；手术暴露

介绍

充分了解肘关节解剖对于处理肘关节疾患非常重要。相对于其他关节，对于解剖结构的三维认知在肘关节更为重要，这是因为肘关节在一个很小的区域内包括了三个关节，同时紧密毗邻神经血管结构。文献中对于肘关节入路有大量的报道，但是实际临床应用中只需要掌握一小部分。本章我们将介绍在肘关节手术中最常用到的入路，同时也强调如何延长入路，以应对术中意外情况的发生。关节镜入路将在其他章节进行介绍，本章并不涉及。

一般性原则

成功的手术有赖于对损伤进行正确分析。必不可少的术前计划需要包括入路以及手术暴露、术中可预见以及不可预见的情况分析，并针对这些设计治疗策略。如术中遇到术前未预料到的情况，可以根据情况另行切口[1]。

必须考虑之前的皮肤瘢痕。若先前瘢痕与深层组织无粘连，可以推动，则可以选择避开原瘢痕位置，但最好在手术计划时能将瘢痕考虑在内。若需要另行切口，则需要留出适当的皮桥，以避免皮肤缺血

1

坏死。最好使用全层皮瓣，因为其对皮肤血运保护性最好。

前次的手术记录对于手术十分有帮助，但是较难以获得。在肘关节内侧入路涉及到前次手术前置尺神经时，前次手术记录非常有用。浅层神经存在一定程度的破坏，但仍需注意保护，尤其在肘关节内侧操作时一定要注意，避免形成痛性神经瘤。

可能的话尽量使用解剖神经界面作为入路，因为其更加安全，出血少，术后疼痛轻。推荐所有肘关节手术均使用止血带，可使分离更为容易，手术更准确，同时可避免血肿。炎症反应和出血或可增加术后僵硬的

风险，但精确细致的手术可以降低这一风险。根据疾病情况使用包扎、石膏或支具固定、冷疗和抬高患肢等手段，或可减轻出血和炎症反应。

入路

肘关节存在多种入路及其改良入路。但临床操作中，仅通过其中几种入路就可以进行大部分最常见的手术（表 1.1，1.2，1.3）。我们将介绍能适用于多种肘关节疾患的手术入路，更特殊的入路本章只做简要介绍。本章将根据具体的疾病介绍其手术入路。

表 1.1　后方入路

入路	指征	延长	评论	易损伤神经
肱三头肌两侧入路[2]	肱骨远端骨折（关节外）	向近端延长注意保护桡神经，向远端延长通过尺侧腕伸肌向肘肌间隙	易于转换为鹰嘴截骨术	尺神经，桡神经
肱三头肌劈开入路[3,4,6]	肱骨远端骨折，全肘关节置换术	向近端延长由于桡神经而受到限制	可以正中劈开或稍偏向内侧	尺神经，桡神经
尺骨鹰嘴截骨入路[7]	肱骨远端骨折	向近端延伸直至桡神经	多种固定方式	尺神经
Bryan-Morrey 入路[5]	肘关节置换术、僵硬	在 FCU 和尺侧腕屈骨之间向近端内侧（肱三头肌）以及远端延长	必须保护尺神经，尤其是进行肘关节脱位时	尺神经

表 1.2　外侧入路

入路	指征	延长	评论	易损伤神经
Kocher 入路[9]	肱桡关节骨折，外侧不稳定	近端和远端延长的梅奥改良的 Kocher 入路包括松解下 1/3 肱三头肌	可使用限制 Kocher 入路	向近端延长易伤到桡神经
Kaplan 入路[8]	桡骨头骨折	向近端延长	指征受限	骨间背神经
内外侧柱入路[13]	肘关节僵硬	远端通过指总伸肌-桡侧腕伸肌间隙		骨间背神经

表 1.3　内侧入路

入路	指征	延长	评论	易损伤神经
过顶入路[14]	肘关节僵硬 冠状突骨折内固定	近端		尺神经和正中神经
FCU 入路	肘关节僵硬，内侧副韧带修复，冠状突骨折内固定	近端和远端（尺神经）	可通过劈开肱骨头进行，通过尺骨头和肱骨头的间隙或卸下 FCU 的两头	尺神经

肱骨远端骨折

任何肱骨远端骨折的手术入路都需要考虑肱三头肌损伤和最大程度暴露骨折之间的平衡。可用入路包括[2-6]：

- 肱三头肌两侧入路（Alonso-Llames 入路，保留肱三头肌）
- 经肱三头肌入路，通过中线切开（Campbell）或中线稍偏内侧切开（Stanley/Shahane）
- 尺骨鹰嘴截骨入路
- 肱三头肌翻转入路：Bryan-Morrey 入路或切开肱三头肌 - 肘肌复合体远端止点（TRAP 入路）

保留肱三头肌止点可以减少尺骨鹰嘴截骨或剥离肱三头肌带来的并发症。目前的趋势是对于简单骨折或涉及关节面较少的骨折，建议使用 Alonso-Llames 入路；而对于涉及关节面的复杂骨折，使用尺骨鹰嘴截骨入路。尺骨鹰嘴截骨的固定可以使用张力带、螺钉、髓内钉或钢板固定。

鹰嘴截骨可最大程度上暴露关节，有益于涉及肱骨小头和滑车的复杂关节内骨折。然而简单的肱骨小头骨折或可通过关节镜或轻微向近端延长的 Kocher 入路进行固定。

当肱骨远端骨折线向肱骨干处延长时，入路也需要向近端延长，以使用更长的钢板。在这种情况下，术者需要在外侧和后侧暴露桡神经，在内侧暴露尺神经。

根据肱骨远端骨折的位置和类型，尺神经存在多种处理方法，可以不予分离暴露，但更常见的是在术中进行暴露并保护。术后是否进行尺神经前置尚存在争议。但如果尺神经有前脱位的趋势或与内侧钢板直接接触，我们的处理方式是进行尺神经前移，置于皮下。

Alonso-Llames 入路（肱三头肌两侧入路）

此入路最早用于儿童髁上骨折的治疗，主要优势在于保留了肱三头肌。术者可通过肌腹的任意一侧进入，术后无需使用保护伸肌装置。

皮肤切口选后方入路，并剥离全层皮瓣。从肱三头肌内侧和外侧切开并将其从肱骨后方剥离。暴露并保护尺神经，以防止操作前臂时导致尺神经牵拉伤（图 1.1）。若入路向近端延长，则需注意暴露桡神经。前臂后侧皮神经（桡神经分支）常位于更远端，同时可以帮助术者定位近端的桡神经。

此入路远端暴露有限，因此不适用于复杂的关节内骨折。有学者描述将此入路通过

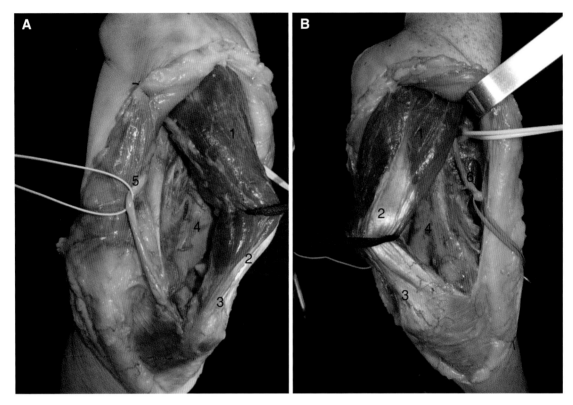

图1.1 Alonso-Llames 入路　肱三头肌两侧入路可以暴露肱骨远端两侧，同时保留肱三头肌止点。A. 推荐分离尺神经并予以保护。B. 桡神经穿过肱骨后外侧面的近端，位于肱三头肌的肌肉 - 肌腱结合处水平，然后穿过肌间隔，走行于肱桡肌深层。1. 肱三头肌，2. 肱三头肌浅筋膜，3. 肱三头肌腱，4. 肱骨远端，5. 尺神经，6. 桡神经。

Kocher 间隙（肘肌和尺侧腕伸肌之间）向外侧延长以增加远端暴露。在近端，桡神经在肱三头肌肌肉 - 肌腱结合处水平从后内侧走向后外侧，跨过肱骨。

后方肱三头肌劈开入路

Campbell 描述了一种简单的入路，向近端可延长至桡神经水平，远端可延长至尺骨。沿中线切开肱三头肌腱和肌肉，分离并向两侧拉开肱三头肌，暴露肱骨（图 1.2）。远端切口位于鹰嘴上，向外分开肘肌，向内分开尺侧腕屈肌。此时可以较容易地暴露肱骨后方和后外侧面，但是放置纯外侧钢板仍

较为困难，因为切开的肱三头肌腱影响了钻孔和拧入螺钉的角度。仔细缝合肱三头肌，推荐在肌腱止点进行经骨缝合 [4,5]。

尺骨鹰嘴截骨

因其对关节面和内外双柱均提供了良好的暴露，此入路是肱骨远端骨折应用最多的入路之一 [7]。相对于横行截骨，更推荐进行 V 形截骨，因为可以提供更好的内在稳定性。这一入路的主要劣势在于截骨的固定方式，常由于影响活动和后期激惹需要二次手术取出内固定物。

皮肤切口取后方切口，切至肱三头肌筋

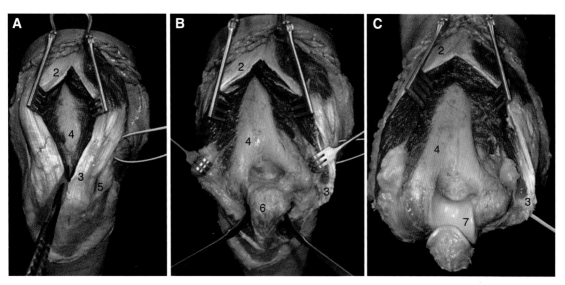

图 1.2 Campbell 入路 后方通过中线纵劈肱三头肌入路。A. 确定尺神经位置并予以保护后，在肱三头肌和肌腱浅筋膜上做一纵行切口。B. 将肘肌向外侧牵拉，尺侧腕屈肌向内侧牵拉以暴露尺骨鹰嘴。C. 屈肘可以更好地暴露肱骨远端。1. 肱三头肌，2. 肱三头肌浅筋膜，3. 肱三头肌腱，4. 肱骨远端，5. 尺神经，6. 尺骨鹰嘴，7. 肱骨滑车。

膜，但是保留筋膜 - 皮瓣，行鹰嘴截骨。可以在这时就做最终固定的准备，或在手术最后进行也可以。识别并保护尺神经。从外侧打开关节，进行截骨时使用海绵或橡皮条保护尺神经（图 1.3）。

V 形截骨远端位于尺骨大半月切迹的裸区。截骨先使用锯，最后使用骨刀完成截骨。将鹰嘴近端和肱三头肌腱拉向近端，并与相连的关节囊和侧副韧带进行分离。可以使用经肱三头肌两侧入路的方式继续向近端延长。手术最后复位鹰嘴骨折，并使用克式针张力带、拉力螺钉、髓内钉或钢板进行固定。

为了防止肘肌的失神经支配，一些学者建议从尺骨上分离肘肌远端，同时保留和肱三头肌相连，以保留其神经支配。在手术最后将其缝合回肘肌和尺侧腕屈肌。

肱骨远端不愈合

在处理肱骨远端不愈合时，需要首先根据远端骨的数量和质量以及关节面的情况确定手术方式，是进行内固定及骨移植还是进行关节置换手术。

若选择进行内固定术，在关节面匹配或无对位不良的情况下建议选择 Alonso-Llames 入路。否则建议选用尺骨鹰嘴截骨。若手术目的为切除肱骨远端同时行肘关节置换术，最好使用不损伤伸肌装置的 Alonso-Llames 入路。

还有一些情况在术中才能最终确定手术方式。这种情况下若无关节不匹配或对位不良，建议使用 Bryan-Morrey 入路（见肘关节置换术指征部分）。除此之外，我们的第一选择是肱三头肌两侧入路。

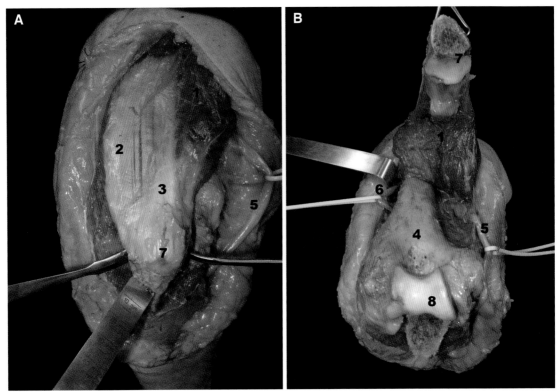

图 1.3　尺骨鹰嘴截骨术　A. 通过鹰嘴的裸区进行 ∨ 形截骨，通过尺骨鹰嘴两侧打开关节后可以识别裸区。B. 通过牵拉鹰嘴截骨的骨块和肱三头肌近端可以充分暴露关节面和肱骨远端双柱。特别需要注意保护尺神经和桡神经。1. 肱三头肌，2. 肱三头肌浅筋膜，3. 肱三头肌腱，4. 肱骨远端，5. 尺神经，6. 桡神经，7. 尺骨鹰嘴，8. 肱骨滑车。

桡骨头及肱骨小头骨折：简单骨折

　　暴露肘关节外侧可以使用外侧直接入路或后方"通用"入路，掀开筋膜皮瓣暴露外上髁。术者应该根据合并损伤是否需要处理而做出决定。

　　大部分桡骨头骨折可通过 Kaplan 或有限 Kocher 入路行直接外侧切口进行治疗[8,9]。

　　对肱骨小头骨折需要仔细评估以排除后方显著粉碎骨折，以及骨折是否累及肱骨滑车，这些对于选择最优入路都有重要意义。若为简单肱骨小头骨折，则为关节镜辅助下骨折固定的良好适应证。若条件不允许或术者无关节镜经验，使用 Kocher 入路可以为骨折固定提供最好的暴露。

Kaplan 入路

　　该入路多用于单独桡骨头骨折，尤其是涉及前方、无外侧副韧带损伤及不稳定的骨折[8]。自外上髁向桡骨远端 Lister 结节做一 4cm 长皮肤切口，浅层间隙取桡侧腕长伸肌和指总伸肌之间（图 1.4）。

　　深层分离取桡侧腕短伸肌（ECRB）和旋后肌之间。旋后肌的肌纤维斜向 ECRB 肌纤维。通过部分剥离旋后肌近端可暴露桡骨头。关节囊位于此平面下方，纵行切开关节

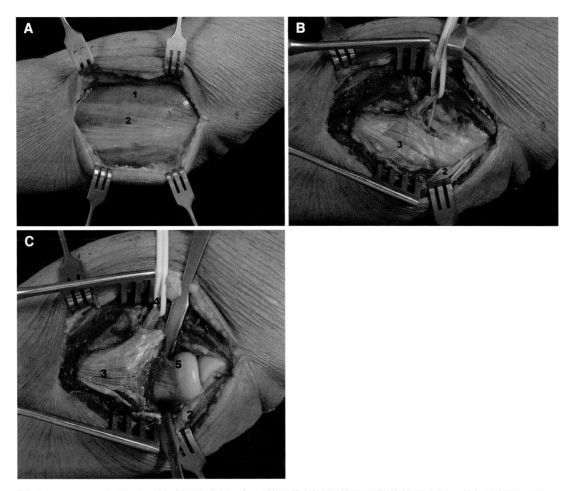

图 1.4 Kaplan 入路 A. 前臂近端浅层。切口位于桡侧腕短伸肌和指总伸肌之间，并与该间隙平行。B. 掀开并牵拉肌肉以暴露旋后肌非常重要。需要确定桡神经的位置。将前臂旋前，以使骨间后神经内移，远离术野。C. 切开环状韧带、关节囊以及旋后肌近端止点，以暴露肱骨小头和桡骨头。1. 桡侧腕短伸肌，2. 指总伸肌，3. 旋后肌，4. 桡神经，骨间后神经，5. 桡骨头。

囊以暴露桡骨头。骨间后神经毗邻紧，可将前臂旋前同时避免 Hohmann 拉钩直接压迫桡骨颈以保护此神经[10]。

Kocher 入路

Kocher 入路使用肘肌和尺侧腕伸肌（ECU）间隙[9]。该入路因可以向近端延伸而应用广泛，并且由于 ECU 保护桡神经而十分安全。然而在使用该入路时，一定要小

心并识别外侧韧带复合体，必要时进行保留或修复。对于合并肘关节不稳定的桡骨头骨折、无显著粉碎或内侧延伸的肱骨小头骨折，该入路为一良好选择。

通过仔细触诊可以识别肘肌和 ECU 间隙：将手指从后方触诊至前方，可以触及肘肌前缘，此处即为间隙所在。此外间隙所在的地方常有一条较薄的脂肪。因为在近端两个肌肉的筋膜结合在一起，止于同一止点，

因此在远端辨认间隙较为清晰。

　　识别外侧关节囊及韧带结构并切开以进入关节囊。外侧副韧带起于外上髁，止于尺骨旋后肌嵴。切开关节囊时需要识别并保护该纤维。若韧带完整，于韧带前方切开关节囊较为安全（图 1.5）。若在骨折脱位时韧带撕裂，需分离出韧带近端残端并标记，以便在手术最后进行重新附着固定。

　　对于外上髁骨折，或不需进行上述分离，通过外侧皮肤切口直接进行单纯固定即可。然而对于涉及干骺端的肱骨小头骨折，需要将 Kocher 入路向近端延长以获得更好的视野，观察螺钉的固定强度和方向，尤其对于从前向后置入螺钉更为重要（图 1.6）。若从后向前置入螺钉，则需将肘肌和肱三头肌向内侧牵拉以适当暴露，便于螺钉固定。

桡骨头和肱骨小头骨折：复杂骨折

　　一般来说，复杂桡骨头和肱骨远端关节面骨折常表现为骨折块数量增加，干骺端骨压缩以及相关韧带和骨性结构损伤。这类骨

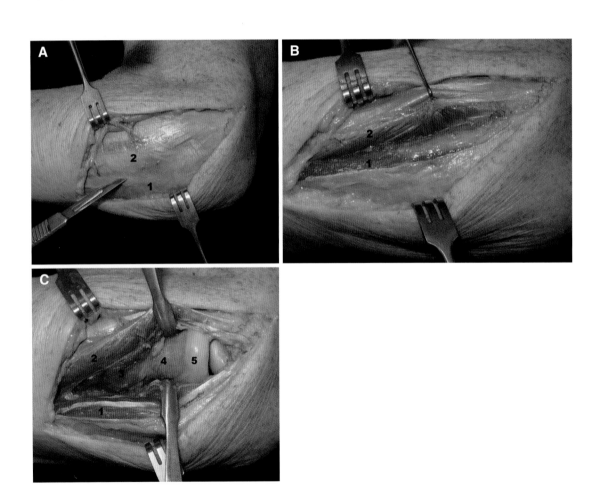

图 1.5 Kocher 入路 A. 定位"白线"以及细小的穿支动脉，以确定肘肌和尺侧腕伸肌（ECU）的间隙。在入路远端更容易确定。B. 切开筋膜并且拉开肘肌和 ECU。C. 在外侧尺骨副韧带前方打开关节囊。暴露桡骨头和桡骨颈。1. 肘肌，2. ECU，3. 旋后肌，4. 桡骨颈，5. 桡骨头。

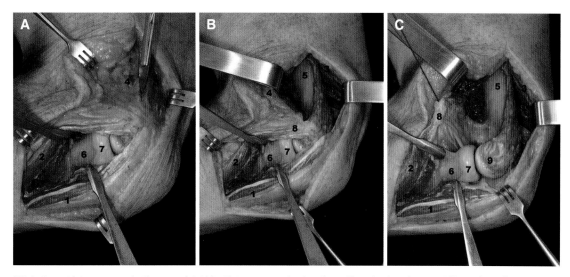

图 1.6 延长 Kocher 入路 A. 向近端延长 Kocher 入路。切开位置在肱三头肌和肱桡肌（BR）及桡侧腕长伸肌（ECRL）的髁上起点之间。B. 牵开这些肌肉可以暴露肱骨远端外侧柱。C. 剥离外侧副韧带和伸肌的共有起点可以暴露肱桡关节。1. 肘肌，2. 尺侧腕伸肌，3. 肱三头肌，4. BR-ECRL，5. 肱骨远端外侧柱，6. 桡骨颈，7. 桡骨头，8. 伸肌群的共同起点，9. 肱骨小头。

折的复位、固定、稳定性均较差，因此预后不良。识别所有合并损伤对于理解受伤机制并进行相应治疗十分关键。相对于使用直接外侧入路，我们更倾向于使用后正中皮肤入路，再进行内外侧的暴露。也有医生更喜欢使用单独的外侧和内侧切口。

复杂桡骨头骨折常需修复外侧副韧带以及伸肌装置，Kocher 入路比 Kaplan 入路有更好的暴露。分离暴露的过程中需要注意保护韧带，避免加重损伤。可经骨隧道或使用辅助锚钉进行韧带修复。若合并冠状突骨折（恐怖三联征损伤），修复需遵循自内向外的顺序，从冠状突开始，至韧带修复结束。在桡骨头粉碎骨折的情况下，切除桡骨头后，先不置入假体，此时可轻松暴露冠状突。在桡骨头骨折较为简单，仅需固定即可的恐怖三联征损伤中，冠状突的暴露需在桡骨头固定之前进行，将 Kocher 入路向近端延长，

通过将伸肌从肱骨上剥离并剥离前方关节囊来暴露冠状突。

对于骨折线向内侧延伸的复杂肱骨小头骨折，若无严重粉碎，可通过 Kocher 入路进行固定。若骨折固定困难，可暂时将外侧副韧带进行剥离，在手术最后再重新缝合附着。有些情况下骨折线涉及外上髁，可将骨折块与韧带复合体一起翻转以暴露关节。

冠状突和肱骨内上髁骨折

暴露肘关节内侧时建议使用皮肤后正中切口，可减少前臂内侧皮神经（MABCN）的损伤。若使用后正中皮肤切口，需识别并保护该神经，尤其此神经常在切口远端分叉，损伤可能造成痛性神经瘤。

必须识别并保护尺神经。对一些内上髁骨折以及涉及前内侧面需钢板固定的冠状突骨折，常需在尺神经沟处对尺神经进

行减压。

内翻后内侧不稳定时冠状突常为前内侧面骨折，骨折块较小，无法牢固固定。术前需仔细计划，以避免术中不必要的分离暴露，为手术带来难度。对于这些患者使用外侧肘关节外固定架防止内翻，同时进行外侧副韧带修复是较好的治疗方式。

当骨折块较大时，复位并使用螺钉及（或）支撑钢板进行固定。

尺侧腕屈肌（FCU）间隙入路

该入路使用尺侧腕屈肌肱骨起点和尺骨起点间的间隙。尺神经位于间隙内且与内侧副韧带相邻。识别并保护尺神经十分必要。某些情况下需要充分游离尺神经以保证安全。手术最后可根据其脱位趋势及其与金属内植物的位置关系决定原位放置或前置尺神经（图 1.7）。

为了暴露关节，可通过触诊定位高耸结节。沿肌纤维方向切开 FCU 的肱骨头至高耸结节远端 1cm 处，分离至骨面[11]。使手术刀平行于骨面，向近端切至高耸结节，使内侧副韧带止点位于手术刀下方，FCU 位于手术刀上方。肱肌位于切口的深层，肌纤维远端成角约 60° 止于冠状突。我们继续向内上髁进行分离，直至暴露关节囊（图 1.8）。沿 MCL 走行在其前方切开关节囊，暴露肱尺关节，通过将关节囊向内上髁掀开继续向近端延伸切口。

冠状突尖部易于暴露。在 MCL 最前部分的下方可见前内侧面骨折。若需要向远端继续暴露，可从尺骨上剥离肱肌以及 FCU，注意保护尺神经及其分支。对于某些尖部骨折，内侧"过顶"入路更为合适（见下节）。

僵硬

目前简单肘关节僵硬以及大部分因骨性关节炎造成僵硬的患者可通过关节镜技

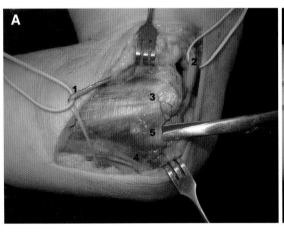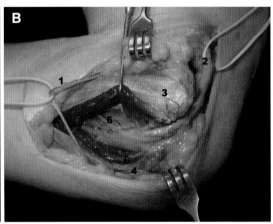

图 1.7 FCU 间隙入路 A. 识别并保护前臂内侧皮神经（MABCN）。识别并保护间隙近端位于尺侧腕屈肌（FCU）肱骨头和尺骨头之间的尺神经。B. 劈开这一间隙并牵开以保护 FCU 肱骨头和尺骨头的神经支配。1. MABCN，2. 尺神经，3. FCU 肱骨头，4. FCU 尺骨头，5. FCU 间隙（Osborne 弓）。

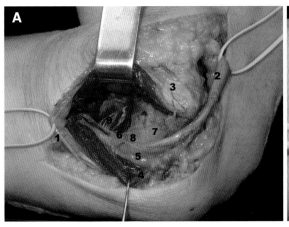
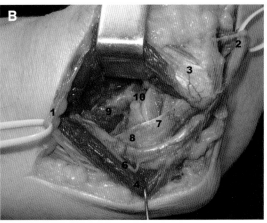

图 1.8 A. 入路深层，可见内侧副韧带、冠状突和肱肌。B. 在内侧副韧带前方切开关节囊。识别高耸结节、肱尺关节线和肱肌。1. MABCN，2. 尺神经，3. FCU 肱骨头，4. FCU 尺骨头，5. FCU 间隙（Osborne 弓），6. FCU 肱骨头和尺骨头神经的运动支，7. 内侧副韧带，8. 高耸结节，9. 肱肌，10. 肱尺关节线。

术得到有效治疗。但我们认为切开手术仍存在一定适应证。肘关节僵硬的手术治疗方式需要根据关节软骨情况以及病变位置综合确定。

我们处理肘关节僵硬时常将尺神经视作病变的一部分。任何术前存在尺神经症状的患者或术前屈肘受限的患者均需处理神经。

关节囊切开松解可采用外侧柱入路或内侧"过顶"入路。牵开-间隔式关节成形术常使用 Mayo 改良的 Kocher 后外侧肱三头肌保留入路。

涉及内外侧柱的手术

自外上髁向近端做大约 6cm 皮肤外侧切口。这一入路可看作是 Kocher 入路向近端的延伸[13]。皮下分离从近端开始，将肱桡肌和肱三头肌分别从前方和后方自髁上嵴剥离。确定肱肌-前方关节囊以及肱三头肌-后方关节囊之间的间隙非常重要。切开关节囊前对这些间隙充分分离（图 1.9）。

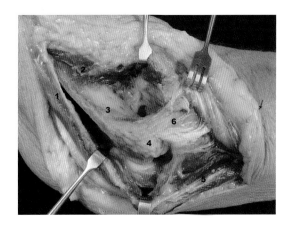

图 1.9 通过掀开肱桡肌和肱三头肌向近端延长的 Kocher 入路暴露肱骨远端外侧柱 识别并分离关节囊非常重要。保留外侧副韧带。若仅为治疗肘关节僵硬，仅使用入路在外上髁以上的部分。1. 肱三头肌，2. 肱桡肌，3. 肱骨，4. 外上髁，5. 肘肌，6. 伸肌总腱以及外侧副韧带起点。

当需要处理尺神经时，建议使用后方皮肤切口，因其一方面可以暴露肘关节内侧以减压尺神经、切除 MCL 后侧束，另一方面可同时暴露外侧柱，切除关节囊。

过顶入路

此入路最早用于松解肘关节挛缩，主要优势为可以同时处理肘关节挛缩和尺神经[14]。我们倾向于使用后正中切口，但若能保护好 MABCN 也可使用内侧皮肤切口。

手术方式与处理内外侧柱的手术类似。自内上髁近端 5cm 处沿髁上嵴向远端做切口，将肱肌拉向前方，肱三头肌拉向后方。前方通过旋前圆肌和指总屈肌进行分离，保留一部分筋膜与髁上嵴相连，以便后期缝合。使用骨膜起子分开肱肌和关节囊的间隙。由于毗邻正中神经和肱动脉肱静脉束，分离时一定仔细（图 1.10）。

在后方从关节囊掀起肱三头肌，前方保护尺神经。切开后方关节囊，严重屈曲受限的患者需松解 MCL 后束。

Mayo 改良的 Kocher 后外侧保留肱三头肌入路

建议使用后方皮肤切口。先使用 Kocher 入路，取肘肌和尺侧腕屈肌间隙，然后向近端延伸以分离伸肌，向前拉开肱桡肌，后方拉开肱三头肌[12]。游离并保护尺神经，尤其在进行脱位动作时更需注意（图 1.11）。自外侧向内侧游离肱三头肌及肘肌，直至可以翻开肱三头肌腱。分离操作需非常仔细，肱三头肌腱鹰嘴附着需保留一半以上。

从外上髁剥离外侧副韧带，将肘关节脱位以暴露关节面。清除关节软骨，将移植物间隔至肘关节并经骨缝合。修复外侧副韧带，也可根据情况进行韧带加强。

韧带重建

外侧副韧带重建可通过有限外侧切口和 Kocher 入路进行（图 1.5）。需要充分暴露旋后肌嵴以便制作骨隧道并穿过肌腱移植物。近端我们习惯使用对接技术（docking technique），也可通过骨隧道进行固定（"轭缝合法"）或者使用挤压螺钉。

内侧副韧带重建有多种手段，切口从大到小不等。根据骨隧道的位置和形态也有不同改动。但所有术式都需注意避免尺神经并发症。

可在 MCL 前方通过 FCU 肱骨起点做有限的经肌肉入路[11]。继续向近端切开，沿 MCL 切至内上髁，在近端将 MCL 固定（图 1.7）。有多种方式将移植物在近端和远端固定。但在固定移植物近端时，一定小心避免损伤尺神经。

肱二头肌远端修补

修复肱二头肌远端可通过皮肤双切口或单切口。总的来说两者并发症比例相似，但前方单切口损伤前臂外侧皮神经（LABCN）的比例更高，双切口术后异位骨化的可能性更高。尽快手术可减少并发症比例。

单切口入路

在前方肘横纹的远端做一 4cm 横切口。必须保护 LABCN，但是可以不必进行完全的分离（图 1.12）[15]。沿着肱二头肌肌腹常可找到肱二头肌腱断端。

修复肱二头肌的方式很多，但均需采用高强线牵拉肌腱断端，并在桡骨粗隆处制作骨隧道，将肌腱通过隧道进行缝合。

桡神经损伤的风险与暴露时拉钩在桡骨粗隆上的位置有关，或与在桡骨粗隆上钻孔有关。可以通过使用 Farabeuf 拉钩或者钻孔

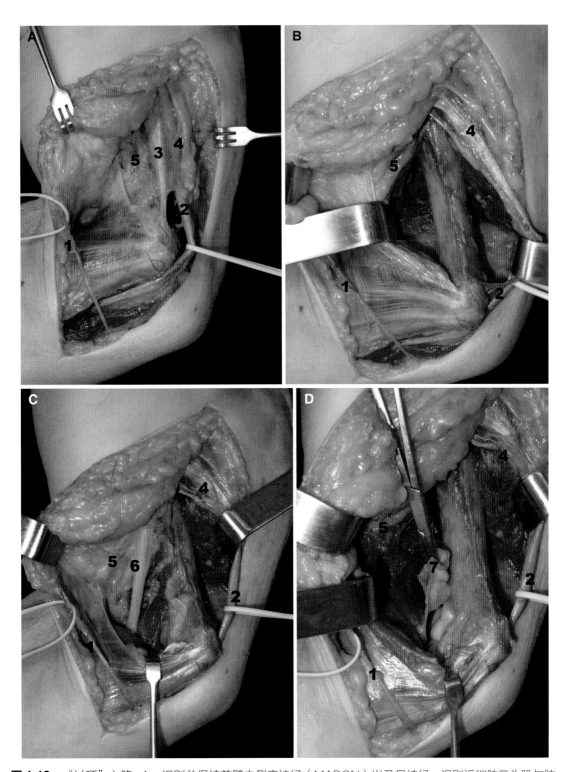

图 1.10 "过顶"入路 A. 识别并保护前臂内侧皮神经（MABCN）以及尺神经。识别近端肱三头肌与肱肌之间的内侧肌间隔。B. 向深层分离内侧肌间隔，暴露肱骨远端和肘关节近端。C. 远端入路通过旋前圆肌和屈肌总腱。注意保护神经血管束（肱动静脉和正中神经）。D. 该入路暴露广泛，可暴露肘关节前方和后方。1. 前臂内侧皮神经（MABCN），2. 尺神经，3. 内侧肌间隔，4. 肱三头肌，5. 肱肌，6. 血管神经束，7. 关节囊。

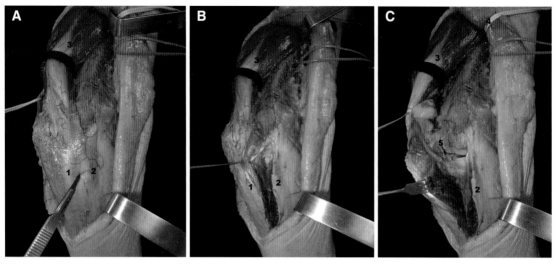

图 1.11　mayo 改良的 Kocher 后外侧入路　A. 后方正中皮肤切口。远端识别 Kocher 间隙（肘肌和尺侧腕伸肌之间）。B. 通过 Kocher 入路进入。近端通过肱三头肌和外侧肌间隔之间的间隙进入。注意肘肌和内侧肌群的连续性。C. 继续向深部分离暴露肘关节。注意尺神经在近端的位置。1. 肘肌，2. 尺侧腕伸肌，3. 肱三头肌，4. 桡神经，5. 肘关节。

时向内侧倾斜 30° 以减少风险。

需识别和结扎桡返动静脉以避免血肿，进而减少异位骨化的风险。

双切口入路

使用双切口治疗急性期肱二头肌损伤，可轻松识别经前方切口至桡骨粗隆的肌腱走行。使用一较长且弯曲的止血钳穿过桡骨粗隆附近的骨间膜，尽量远离尺骨，以减少异位骨化的比例[12]。继续推进止血钳，通过尺侧腕伸肌，顶到前臂近端后外侧面，此处则为后侧皮肤切口所在。

全肘关节置换术

全肘关节置换术的指征包括肱骨远端骨折、不愈合、炎性关节病以及创伤后骨关节炎。原则是尽量使用 Alonso-Llames 入路，因其可减少肱三头肌相关并发症。该入路的主要限制在于其暴露范围不如 Bryan-Morrey 入

路[5]。其他经肱三头肌入路如前所述。

Bryan-Morrey 入路

沿尺骨鹰嘴尖稍外侧做一较长的后方皮肤切口。掀起皮瓣后，分离出尺神经并予以保护，脱位动作时尤其需要注意。术后常需将尺神经前置于皮下。

自肱骨远端后方游离肱三头肌（图1.13）。从尺骨内侧缘掀起前臂筋膜和尺骨骨膜。自鹰嘴尖锐性切开 Sharpey 纤维，将肱三头肌腱小心地从鹰嘴尖剥离。识别尺骨近端的外侧缘，并自尺骨上掀起肘肌。最后自外上髁边缘将伸肌装置向外侧翻转。

重建伸肌装置是该入路的重要一步，在鹰嘴上做两个斜行和一个横行的骨隧道。使用 Krackow 针穿过肱三头肌腱，并交叉穿过尺骨近端。术后建议予以保护，避免抗阻力伸肘。

结 论

对于解剖知识的全面理解是保证入路安全的关键，是成功治疗肘关节疾患的保证。本章强调了神经血管结构的位置及其与入路之间的关系。因为血管神经损伤是肘关节手术最严重的并发症。遵守本章一开始提出的手术原则可以帮助术者成功地进行肘关节手术，同时减少并发症。

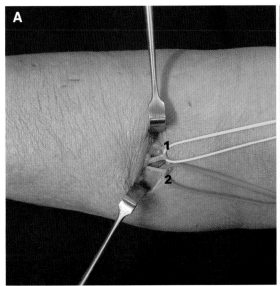

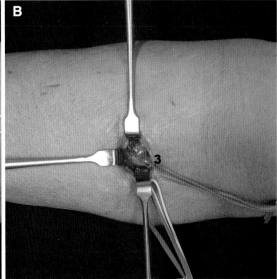

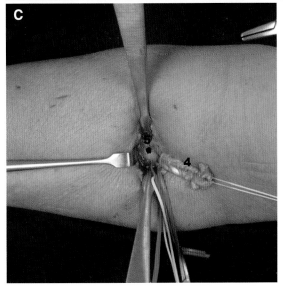

图 1.12 肱二头肌远端止点的前方入路 肘关节前侧面的近距离图像，手部位于左侧，肩关节位于右侧。A. 进行横行切口并识别前臂外侧皮神经（LABCN）和头静脉。B. 向深部分离，平面位于外侧肌群和肱肌之间，识别并根据需要结扎桡侧返动静脉。该间隙底部可见桡神经并予以保护。C. 在肱二头肌远端缝合固定，并通过隧道重新固定于桡骨粗隆。1. LACBN，2. 头静脉，3. 桡侧返动静脉，4. 肱二头肌腱，5. 桡骨粗隆。

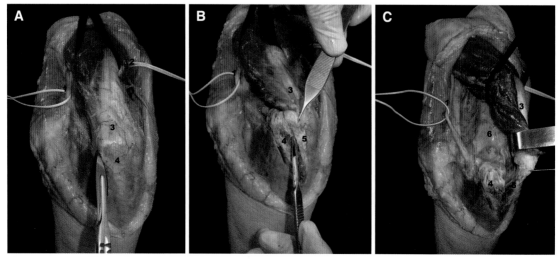

图 1.13　Bryan-Morrey 入路　自内向外掀开肱三头肌。A. 后正中切口。第一步是识别尺神经及肱三头肌内侧缘。很少需要在外侧区域上部识别桡神经。B. 从尺骨鹰嘴剥离肱三头肌腱。C. 在外侧将肘肌自尺骨上掀开，并将整个伸肌装置向外侧掀开。1. 尺神经，2. 桡神经，3. 肱三头肌腱，4. 尺骨鹰嘴，5. 肘肌，6. 肱骨远端。

参考文献

1. Harty M, Joyce III JJ. Surgical approaches to the elbow. J Bone Joint Surg Am. 1964;46:1598–606.

2. Alonso-Llames M. Bilaterotricipital approach to the elbow. Acta Orthop Scand. 1972;43:479–90.

3. Campbell WC. Incision for exposure of the elbow joint. Am J Surg. 1932;15:65–7.

4. Shahane SA, Stanley D. A posterior approach to the elbow joint. J Bone Joint Surg Br. 2000;81:1020–2.

5. Bryan RS, Morrey BF. Extensive posterior exposure of the elbow: a triceps sparing approach. Clin Orthop Relat Res. 1982;166:188–92.

6. O'Driscoll SW. The triceps-refl ecting anconeus pedicle (TRAP) approach for distal humeral fractures and nonunions. Orthop Clin North Am. 2000;31(1):91–101.

7. MacAusland WR. Ankylosis of the elbow, with report of four cases treated by arthroplasty. JAMA. 1915;64:312–8.

8. Kaplan EB. Surgical approaches to the proximal end of the radius and its use in fractures of the head and neck of the radius. J Bone Joint Surg. 1941;23:86.

9. Kocher T. Text-book of operative surgery. 3rd ed. London: Adam and Charles Black; 1911. p. 313–8.

10. Strachan JH, Ellis BW. Vulnerability of the posterior interosseous nerve during radial head resection. J Bone Joint Surg. 1971;53B:320–3.

11. Dines JS, ElAttrache NS, Conway JE, Smith W, Ahmad CS. Clinical outcomes of the DANE TJ technique to treat ulnar collateral ligament insuffi ciency of the elbow. Am J Sports Med. 2007;35(12):2039–44.

12. Morrey BF. Surgical exposures. In: The Shoulder and its disorders. 3rd ed. Philadelphia, W.B. Saunders; 2000. p. 109–134.

13. Mansat P, Morrey BF. The Column Procedure: a limited lateral approach for extrinsic contracture of the elbow. J Bone Joint Surg Am. 1998;80:1603–15.

14. Kasparyan NG, Hotchkiss RN. Dynamic skeletal fi xation in the upper extremity. Hand Clin. 1997;13:643–63.

15. Henry AK. Extensile exposure. 2nd ed. Edinburgh and London: E & S Livingstone; 1966. p. 113–115s.

第二章

肘关节外侧疼痛

作者：Samuel Antuña 和 Raúl Barco

译者：陈　辰

摘　要

肘关节外侧疼痛是因肘关节疾患来就诊的最常见症状。本章回顾了肘关节外侧疼痛的病因学，强调了外上髁炎、滑膜皱襞、剥脱性骨软骨炎、肱桡关节炎以及后外侧旋转不稳定的诊断、临床检查和影像学检查。对于肘关节外侧疼痛的非手术治疗和手术治疗做了探讨。

关键词

肘关节外侧疼痛；诊断；治疗

流行病学

肘关节外侧疼痛是非创伤性肘关节病患者来就诊最常见的症状。尽管大部分患者被归类为肌腱问题，但仍有许多其他疾病的表现与外上髁炎（LE）类似。肘关节外侧疼痛占就诊家庭医生的比例为 5~7/1000 次，中年男性和女性发病率类似[1]。该病与网球运动员相关，但也常见于一般工作人员。骨科医生会见到很多有肘关节外侧疼痛的患者。因此能够识别疼痛的原因，并给予合适的治疗非常重要。

目前问题

当遇到一个肘关节外侧疼痛患者时，首先应该提出三个主要问题，以初步确定最可能的疾病。我们应该明确是否存在肘关节创伤病史：若患者存在严重创伤病史如肘关节脱位或桡骨头骨折，则我们应该更注重关节内疾患，如不稳定、骨软骨损伤或滑囊皱襞；多次的轻微拉伤应该想到 LE 的可能或桡管综合征（RTS）。其次，需要了解患者的年龄，年轻患者的肘关节疼痛应考虑剥脱性骨软骨炎（OD）或滑膜皱襞；中年患者更倾向于肌腱问题或桡神经压迫，尤其是患者存在重复性旋前 - 旋后动作或腕部伸肌反复拉伤病史时更应注意。最后一个问题则是疼痛的位置：若在外上髁则提示 LE；若在外上髁后方则提示滑膜皱襞或 OD；若在外上髁下方则提示 RTS（图 2.1）。

病情检查

临床检查

对患者进行细致的物理检查很重要。若疼痛位于外上髁最突出位置稍偏前或偏上，则考虑 LE 可能性最大。若疼痛在更后方及更远端，位于肱桡关节水平，则可能为骨软骨病变可能，此时触诊肱骨小头偏后部位、桡骨头近端可引发疼痛；若疼痛在关节水平，则可能为滑膜皱襞引起。若为不稳定因素，触诊时不会引起疼痛，需进行诱发试验。若外上髁远端疼痛，位于旋后肌水平，在肱桡肌前方，则提示为 RTS。

肘关节外侧疼痛有数个临床检查。若为 LE，保持屈肘 90°，要求患者抗阻力伸腕，或可引发桡侧腕短伸肌（ECRB）止点

疼痛；但保持肘关节完全伸直，重复上述实验，基本都为阳性。这一简单的试验对于区分 LE 和其他疾患非常有用（图 2.2）。LE 时抗阻力伸第三指也可诱发外上髁疼痛，表明退行性变涉及了伸指总肌。

屈曲 - 旋前试验可检测嵌顿于肱桡关节中的滑囊皱襞[2]。保持前臂旋前并被动屈曲，若在屈曲 90° ~ 110° 之间产生弹响，则为阳性（图 2.3）。

主动肱桡关节挤压试验用来检测关节内疾患，如 OD 等[3]。在给予轴向应力的同时让患者进行主动旋前 - 旋后活动（图 2.4）。若患者感觉肘关节后方和外侧疼痛则为阳性。

可通过下列迹象检查除外 RTS，尽管其特异性和敏感性均不高。桡管挤压试验是触诊桡骨颈前方，此处为桡神经进入 Frohse 弓处，位于外侧肌群前方[4]。若患者感觉疼痛，尤其对侧无疼痛时，则试验为阳性。肘关节伸直，若患者抗阻力旋后前臂时存在疼痛，也考虑可能为 RTS。

需要注意的是一些患者无法通过临床检

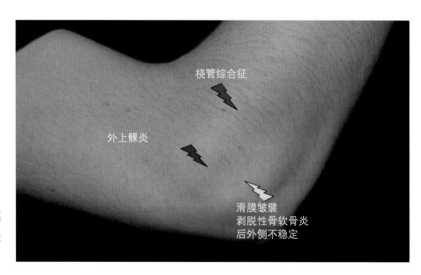

图 2.1 肘关节外侧疼痛最开始根据疼痛的位置进行分类

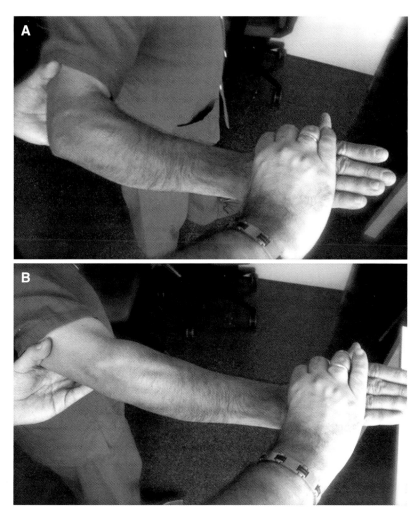

图 2.2　抗阻力伸腕试验　A．肘关节屈曲至 90°。B．肘关节完全伸直。若肘关节外侧疼痛由外上髁炎（LE）引起，分别在肘关节屈曲至 90° 和完全伸直时进行抗阻力伸腕试验，并进行对比十分有用。LE 患者在肘关节伸直时进行试验，可在外上髁前方感觉到强烈疼痛。

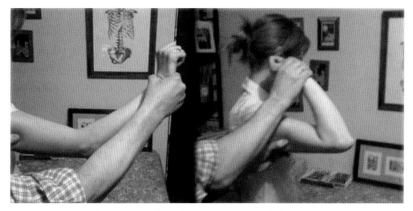

图 2.3　即使没有弹响，一旦症状重现，也认为屈曲 – 旋前试验为阳性　前臂最大旋前位并被动屈曲到 90°～110°，在这一活动范围内可以感觉到弹响。

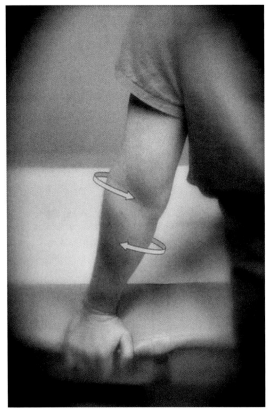

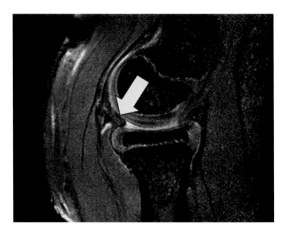

图 2.5 患者 MRI 示滑膜皱襞嵌顿于肱桡关节内（箭头）

行 MRI 以排除 RTS 的其他原因如肿瘤或腱鞘囊肿等[6]。高分辨率 MRI 可帮助排除肱桡关节滑膜皱襞[7]（图 2.5）。

图 2.4 肱桡关节挤压试验 是诊断剥脱性骨软骨炎的一种方式。患者在完全伸直位进行旋前和旋后前臂（弯箭头），对肱桡关节产生压力。若患者症状重现则为阳性。

查得到确定性诊断。也可能一些患者的症状同时表现为两种疾病。更加罕见的情况是两种疾病同时存在，如外侧 LE 和 RTS 共存或 LE 和滑膜皱襞共存[5]。

影像学

应进行简单的肘关节影像学检查以排除肱桡关节炎、OD 或 ECRB 近端止点处钙化。若 X 线检查正常，临床检查指向 LE 可能，则不需进一步影像学检查。怀疑 LE 时超声或 MRI 并不能提供更多信息。如果诊断仍不明确，医生无法确定疼痛原因，则可

外上髁炎

指征

LE 是肘关节外侧疼痛的最常见原因。绝大部分患者会随着时间推移逐渐好转，不需要激进的疗法。口服药物治疗以及物理治疗或许有帮助，但证据并不明确[8]。如果疼痛持续 3 个月以上或患者要求快速康复，我们建议注射富含血小板的血浆。经研究证实此种方式疗效较好[9,10]。如果无法解决问题，可建议手术治疗，但 6 个月内尽量不选择手术治疗。我们倾向的手术治疗方式是关节镜下清理。其他方式也可以，但尚无证据证明哪一种方式更好[11-13]。

手术技术

关节镜下清理 LE 指切除退变的肌腱，

常仅包括 ECRB 和相邻粘连的关节囊。需要小心清理不要过于靠后,不能超过桡骨头前 1/3 的后方,以避免损伤外侧副韧带。

疗效和并发症

临床诊断为 LE 的患者经保守治疗 3~4 个月后会好转。若肌腱无愈合且产生退变,疼痛会一直持续,此时需手术清理[14]。关节镜下清理的疗效很好。疗效差与错误的诊断、工伤和手术技术不佳相关[13]。

慢性外侧不稳定

指征

外侧不稳定是肘关节外侧疼痛的罕见原因,但是需要知道 LE 手术治疗后可能产生医源性不稳定[15]。本问题在第七章详述。不稳定患者常有严重或轻微创伤病史,或有肘关节外侧手术史。疼痛常不具有特异性,患者无法进行肘关节伸直或旋后的动作,且常有关节绞锁或嵌顿。临床检查较特异,目的是再现不稳定过程。一旦确诊外侧不稳定,则需进行手术治疗重建韧带。

手术技术

一旦确诊外侧旋转不稳定,则需重建外侧韧带复合体。我们倾向于使用对接技术,使用肱三头肌腱膜或半腱肌移植物。

疗效和并发症

外侧不稳定的手术疗效取决于并存的关节内损伤和合并损伤。若为 LE 治疗后肘关节不稳定,重建疗效常满意。若患者之前存在软骨或骨折,疗效则较差[16]。

桡管综合征

指征

RTS 患者常表现为外上髁远端、外侧间室的疼痛。患者常感烧灼样疼痛,伸腕和前臂旋转时疼痛加重。疼痛常于夜晚或休息时发作。疼痛是由于骨间后神经在旋后肌进入 Frohse 弓处受到激惹造成的[4]。最常见原因是由于肌肉肥大或肌肉近端炎症及纤维化(图 2.6)。肿物也是一不常见原因。其他可能的压迫区域为 ECRB 近端(同时患有 LE)或桡返动静脉处[17]。肌电图常为阴性,且对诊断价值不大。可以进行试验性局部止痛药物注射,以观察症状是否缓解。

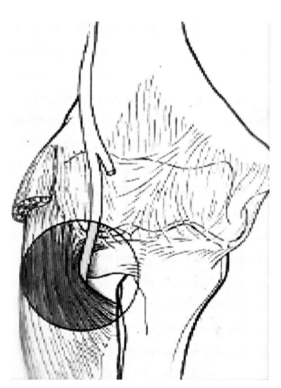

图 2.6 桡神经进入旋后肌 这是神经卡压的最常见位置。

如同时患有 LE，大部分患者可通过保守治疗好转，保守治疗可通过按摩缓解旋后肌挛缩，避免前臂进行反复旋转活动，同时采用局部和系统性抗炎治疗[18]。若患者不存在工伤问题，且 3~6 个月后不缓解，可考虑手术探查神经，并对旋后肌近端进行松解。若影像学显示存在解剖学异常或肿物，则需进行相应治疗。

手术技术

手术需自 ECRB 起点至旋后肌远端松解桡神经。最好通过前方 Henry 入路，可充分暴露桡神经并进行减压（图 2.7）。

疗效及并发症

RTS 经支具及物理治疗等保守治疗后常缓解。如果极少的患者仍不缓解，可考虑将手术治疗作为最后手段。早先认为该病常合

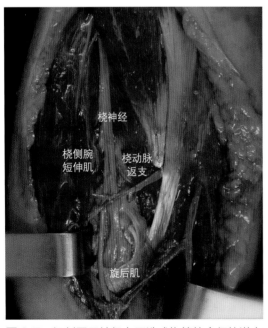

图 2.7 解剖图示神经卡压造成桡管综合征的潜在位点

并 LE[17]。然而根据我们的经验并非如此，存在过度诊断的情况，我们认为此病并不常见。手术治疗效果基于是否存在额外症状或容易混淆的诊断。若患者非工伤，且诊断明确，一般预后较好。若神经压迫原因为腱鞘囊肿或肿瘤，一般疗效较好。然而对于体力工作者自发性 RTS，且同时还患有 LE 的患者，手术疗效则难以预测。大部分研究报道改善比例不超过 70%[19,20]。

滑膜皱襞综合征

指征

目前已明确肱桡关节可出现滑膜皱襞。多项研究证实滑膜皱襞可能为肘关节疼痛的原因，切除滑膜皱襞后，肘关节外侧疼痛得到缓解[21,22]。由于常与 RTS 和 LE 共同出现，有学者认为滑膜皱襞和 LE 一般同时存在。但根据我们的经验并非如此。更常见的情况是肘关节轻微创伤后出现滑膜皱襞，并造成疼痛，有时无移位桡骨头骨折后也可出现。这些情况下，滑膜皱襞产生炎症反应并增厚，嵌顿在肱桡关节中并造成反应性滑膜炎。患者疼痛位于外上髁后外侧，通过触诊肱桡关节间隙的外侧和后侧可诱发疼痛。有时患者反映在屈肘时可出现弹响或绞锁感。屈曲-旋前试验对诊断有部分用处，但不是均为阳性[2]。诊断为排除性诊断，因为影像学诊断常不敏感[23]。因此若患者存在持续性疼痛，且非 LE 或 RTS 引起，病史与滑膜皱襞相符合，则可考虑进行关节镜检查[24-26]。

手术技术

若操作正确，可通过关节镜切除滑膜皱

襞，缓解症状。取前内侧入路，检查桡骨头常可见滑膜炎，可见滑膜皱襞悬垂于桡骨头上（图2.8）。需通过后外侧入路进入肘关节并完全切除滑膜皱襞，同时切除滑膜皱襞向后方的延伸部位。没有完全切除后方的延伸部分是患者症状不缓解的最常见原因。

疗效和并发症

关于切除肱桡关节滑膜皱襞的相关研究结果见表2.1。若诊断正确，疼痛可通过治疗缓解。疼痛不缓解的原因为切除不正确、诊断混淆以及工伤问题。

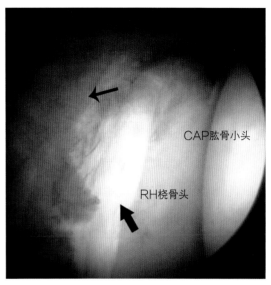

图 2.8　关节镜示桡骨头上的滑膜皱襞　周围可见滑膜炎。RH. 桡骨头；CAP. 肱骨小头。

表2.1　关节镜治疗肘关节症状性滑膜皱襞综合征的相关研究结果

作者（年）	肘关节数量	手术方式	患者平均年龄（范围）	平均随访时间（范围）	结果
Kim 等（2006）[26]	12	关节镜下切除	21（17~33）	33 个月（24~65）	11 名患者痊愈 1 名患者伴有 MCL 不稳定
Huang 等（2005）[23]	1	关节镜下切除	21	8 个月	症状完全缓解
Fukase 等（2006）[7]	1	切开手术切除	12	12 个月	症状完全缓解
Aoki 等（2003）[25]	2	关节镜下切除	16（14~19）	5 个月	症状完全缓解
Antuña 和 O'Driscoll（2001）[2]	14	关节镜下切除	36（27~48）	24 个月（6~66）	10 名患者症状完全缓解 2 名患者术后存在轻度疼痛，但无弹响 2 名患者症状无缓解：1 名患者肘关节轻度不稳定，另一名患者4 年后症状复发
Akagi 和 Nakamura（1998）[24]	1	切开结合关节镜手术切除	27	6 周	症状完全缓解

剥脱性骨软骨炎

指征

OD 不常见于肘关节。常见于青少年和年轻成人。需要与 Panner 病进行鉴别，后者是成长疾患，为外髁的缺血性坏死，经过很长时间可自行缓解。OD 常由缺血和肘关节外翻应力造成的重复性轻微创伤造成，常见于投掷性运动员如棒球运动员[27]，但也可见于无投掷性动作的患者。患者常有关节线后方疼痛，症状常伴有关节绞锁或弹响。首次就诊时常有屈曲挛缩。患者常表示无明显外伤。早期 OD 患者行肘关节正侧位 X 线检查常可见肱骨小头的透亮区，在其前外侧面尤为典型（图 2.9）。晚期 OD 可见碎片、

硬化以及游离体（图 2.10）。根据软骨帽的完整性、是否出现游离体和 MRI 表现有几种不同的分型系统[28,29]。然而 Takahara 提出了一种更简单的分型[30,31]（表 2.2）。稳定型病变患者肘关节有完全的活动度，肱骨小头骨骺存在，局部软骨下骨可见扁平化或透亮区。稳定型病变通常通过休息可自愈。不稳定型病变为骨骺闭合或活动度抑制超过 20° 或存在碎片。不稳定型病变需手术治疗促进愈合。另一种分型方式将关节面软骨完整定义为 I 型，软骨骨折或骨移位定义为 II 型，伴有完全分离骨块的 OD 定义为 III 型[27]。目前对于哪种分型系统更好尚无定论，没有一种分型系统可以更准确地预测预后或者指导治疗。

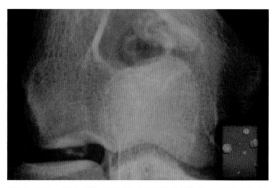

图 2.10 进展期 OD 患者正位 X 线片，以及关节镜手术取出的骨块

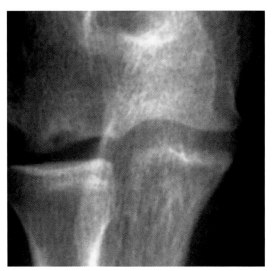

图 2.9 肱骨小头早期 OD 患者肘关节正位 X 线片可见透亮区，但无骨块碎裂

表2.2　肱骨小头 OD 的 Takahara 分型

类型	肱骨小头骺板	肱骨小头病变	活动度	ICRS 分型
稳定型	存在	透亮	正常	I：连续
不稳定型	闭合	碎片化	受限	II：部分不连续
				III：完全不连续
				IV：错位或游离

手术技术

OD 患者就诊时常处于疾病后期，常已发生伸直挛缩，出现关节绞锁等症状及反复关节肿胀。对于不稳定型病变，常见骨软骨碎片，处理方式为清理关节，软骨成型，移除游离体（图 2.11）。对于少见的软骨帽完整的急性病例，可考虑使用可吸收螺钉进行固定，仅考虑对处于急性期的小骨块进行固定。即使进行了成功的固定，也可能出现后期关节面塌陷和关节退变的情况。大部分研究证实骨块固定的临床益处甚微或无明显改善[32,33]。当肱骨小头外侧面出现较大缺损，对桡骨头轨迹产生了影响时，应考虑进行骨软骨移植；也可进行切开手术。稳定型病变患者采用保守治疗，休息、支具固定以及停止投掷性动作至少 3~6 个月。

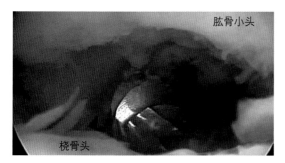

肱骨小头

桡骨头

图 2.11　肱骨小头骨软骨缺损清理后，在关节镜下可见残留的缺损

疗效及并发症

91% 的 I 型病变和 53% 的 II 型病变可通过保守治疗愈合[34]（图 2.12）。单纯移除骨块并对肱骨小头小于 50% 的缺损进行清理，其疗效和固定骨块并重建的方式类似[32,35]。Bauer 等研究纳入了 31 例肱骨小头 OD 患者，均采用清理的方式进行治疗，平均随访 23 年[36]。接近一半患者存在疼痛，60% 的患者影像学显示疾病进展。一小部分研究显示，对于小规模存在较大缺损的患者进行骨软骨移植，临床疗效和愈合率良好[37,38]。

结　论

正确诊断肘关节外侧疼痛可省略很多不必要的检查甚至是手术。获得正确诊断的关键在于细致的临床检查。若肘关节僵硬或抗阻力旋前/旋后时疼痛，需考虑关节内疾患。LE、OD 以及滑膜皱襞难于区分，但根据我们的经验三者很少共存；因此需尽一切可能准确定位疼痛。临床检查或可帮助区分三者。很多肘关节外侧疼痛患者可经过保守治疗好转。若需手术治疗，关节镜作为标准方式可充分明确诊断并进行治疗。

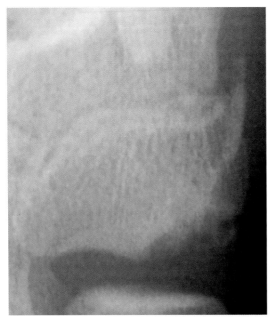

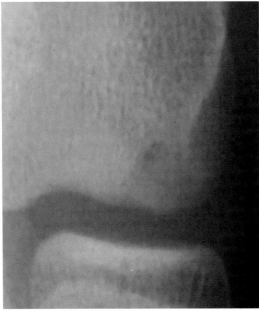

图 2.12 稳定型 OD 患者正位 X 线片　进行保守治疗后顺利愈合，无残留功能障碍。

参考文献

1. Berglund KM, Persson BH, Denison E. Prevalence of pain and dysfunction in the cervical and thoracic spine in persons with and without lateral elbow pain. Man Ther. 2008;13(4):295–9.

2. Antuña SA, O'Driscoll SW. Snapping plicae associated with radiocapitellar chondromalacia. Arthroscopy. 2001;17(5):491–5.

3. Baumgarten TE, Andrews JR, Satterwhite YE. The arthroscopic classifi cation and treatment of osteochondritis dissecans of the capitellum. Am J Sports Med. 1998;26:520–3.

4. Naam NH, Nemani S. Radial tunnel syndrome. Orthop Clin North Am. 2012;43(4):529–36.

5. Rhyou IH, Kim KW. Is posterior synovial plica excision necessary for refractory lateral epicondylitis of the elbow? Clin Orthop Relat Res. 2013;471(1):284–90.

6. Ferdinand BD, Rosenberg ZS, Schweitzer ME, Stuchin SA, Jazrawi LM, Lenzo SR, Meislin RJ, Kiprovski K. MR imaging features of radial tunnel syndrome: initial experience. Radiology. 2006;240(1):161–8.

7. Fukase N, Kokubu T, Fujioka H, Iwama Y, Fujii M, Kurosaka M. Usefulness of MRI for diagnosis of painful snapping elbow. Skeletal Radiol. 2006;35(10):797–800.

8. Pattanittum P, Turner T, Green S, Buchbinder R. Non- steroidal antiinflammatory drugs (NSAIDs) for treating lateral elbow pain in adults. Cochrane Database Syst Rev. 2013;5:CD003686.

9. Gosens T, Peerbooms JC, van Laar W, den Oudsten BL. Ongoing positive effect of platelet-rich plasma versus corticosteroid injection in lateral epicondylitis: a double-blind randomized controlled trial with 2-year follow-up. Am J Sports Med. 2011;39(6):1200–8.

10. Krogh TP, Bartels EM, Ellingsen T, Stengaard-Pedersen K, Buchbinder R, Fredberg U, Bliddal H, Christensen R. Comparative effectiveness of injection therapies in lateral epicondylitis: a

systematic review and network meta-analysis of randomized controlled trials. Am J Sports Med. 2013;41(6):1435–46.

11. Buchbinder R, Johnston RV, Barnsley L, Assendelft WJ, Bell SN, Smidt N. Surgery for lateral elbow pain. Cochrane Database Syst Rev. 2011;3:CD003525.

12. Lo MY, Safran MR. Surgical treatment of lateral epicondylitis: a systematic review. Clin Orthop Relat Res. 2007;463:98–106. Review.

13. Wada T, Moriya T, Iba K, Ozasa Y, Sonoda T, Aoki M, Yamashita T. Functional outcomes after arthroscopic treatment of lateral epicondylitis. J Orthop Sci. 2009;14(2):167–74.

14. Nirschl RP. Elbow tendinosis/tennis elbow. Clin Sports Med. 1992;11(4):851–70.

15. Mehta JA, Bain GI. Posterolateral rotatory instability of the elbow. J Am Acad Orthop Surg. 2004;12(6):405–15. Review.

16. Sanchez-Sotelo J, Morrey BF, O'Driscoll SW. Ligamentous repair and reconstruction for posterolateral rotatory instability of the elbow. J Bone Joint Surg Br. 2005;87(1):54–61.

17. Henry M, Stutz C. A unifi ed approach to radial tunnel syndrome and lateral tendinosis. Tech Hand Up Extrem Surg. 2006;10(4):200–5.

18. Sanders WE. Radial tunnel syndrome. An investigation of compression neuropathy as a possible cause. J Bone Joint Surg Am. 1992;74(2):309–10.

19. Lee JT, Azari K, Jones NF. Long term results of radial tunnel release–the effect of coexisting tennis elbow, multiple compression syndromes and workers'compensation. J Plast Reconstr Aesthet Surg. 2008;61(9):1095–9.

20. Jebson PJ, Engber WD. Radial tunnel syndrome: long-term results of surgical decompression. J Hand Surg Am. 1997;22(5):889–96.

21. Clarke R. Symptomatic, lateral synovial fringe (plica) of the elbow joint. Arthroscopy. 1988;4:112–6.

22. Commandre FA, Taillan B, Benezis C, Follacci FM, Hammou JC. Plica synovialis (synovial fold) of the elbow. report on one case. J Sports Med

Phys Fit. 1988;28:209–10.

23. Huang GS, Lee CH, Lee HS, Chen CY. MRI, arthroscopy, and histologic observations of an annular ligament causing painful snapping of the elbow joint. AJR Am J Roentgenol. 2005;185(2):397–9.

24. Akagi M, Nakamura T. Snapping elbow caused by the synovial fold in the radiohumeral joint. J Shoulder Elbow Surg. 1998;7(4):427–9.

25. Aoki M, Okamura K, Yamashita T. Snapping annular ligament of the elbow joint in the throwing arms of young brothers. Arthroscopy. 2003;19(8):E4–7.

26. Kim DH, Gambardella RA, Elattrache NS, Yocum LA, Jobe FW. Arthroscopic treatment of posterolateral elbow impingement from lateral synovial plicae in throwing athletes and golfers. Am J Sports Med. 2006;34(3):438–44.

27. Difelice G, Meunier M, Paletta G. Elbow injury in the adolescent athlete. In: Altchek D, Andrews J, editors. The athlete's elbow. Philadelphia: Lippincott Williams & Wilkins; 2001. p. 231–48.

28. Jans LB, Ditchfi eld M, Anna G, Jaremko JL, Verstraete KL. MR imaging fi ndings and MR criteria for instability in osteochondritis dissecans of the elbow in children. Eur J Radiol. 2012;81(6):1306–10.

29. Kijowski R, De Smet AA. MRI fi ndings of osteochondritis dissecans of the capitellum with surgical correlation. AJR Am J Roentgenol. 2005;185(6):1453–9.

30. Takahara M, Mura N, Sasaki J, Harada M, Ogino T. Classifi cation, treatment, and outcome of osteochondritis dissecans of the humeral capitellum: surgical technique. J Bone Joint Surg Am. 2008;90:47–62.

31. Takahara M, Mura N, Sasaki J, Harada M, Ogino T. Classifi cation, treatment and outcome of osteochondritis dissecans of the humeral capitellum. J Bone Joint Surg Am. 2007;89:1205–14.

32. Baker 3rd CL, Baker Jr CL, Romeo AA. Osteochondritis dissecans of the capitellum. J Shoulder Elbow Surg. 2010;19(2 Suppl):76–82.

33. Nobuta S, Ogawa K, Sato K, Nakagawa T, Hatori M, Itoi E. Clinical outcome of fragment fi xation for osteochondritis dissecans of the elbow. Ups J Med Sci. 2008;113:201–8.

34. Takahara M, et al. Conservative treatment for osteochondrosis of the humeral capitellum. Am J Sports Med. 2008;36:868–72.

35. Miyake J, Masatomi T. Arthroscopic debridement of the humeral capitellum for osteochondritis dissecans: radiographic and clinical outcomes. J Hand Surg Am. 2011;36(8):1333–8.

36. Bauer M, Jonsson K, Josefsson P, Lindén B. Osteochondritis dissecans of the elbow: a long-term follow-up study. Clin Orthop Relat Res. 1992;284:156–60.

37. Ovesen J, Olsen BS, Johannsen HV. The clinical out-comes of mosaicplasty in the treatment of osteochondritis dissecans of the distal humeral capitellum of young athletes. J Shoulder Elbow Surg. 2011;20(5):813–8.

38. Shimada K, Tanaka H, Matsumoto T, Miyake J, Higuchi H, Gamo K, Fuji T. Cylindrical costal osteochondral autograft for reconstruction of large defects of the capitellum due to osteochondritis dissecans. J Bone Joint Surg Am. 2012;94(11):992–1002.

第三章

肘关节内侧疼痛

作者：Theodore A. Blaine, Opeyemi E. Lamikanra, Paul M. Tomaszewski 和 Alem Yacob

译者：陈　辰

摘　要

肘关节内侧疼痛可严重影响功能。本章提供了相关知识，以对肘关节内侧疼痛患者进行正确诊断。由于可并存多种疾患，本章也强调了正确的诊断策略。本章对尺侧副韧带损伤、肱三头肌弹响、内上髁炎以及尺神经疾患的临床检查、诊断以及治疗现状做了介绍。

关键词

肘关节内侧疼痛；诊断；治疗；上髁炎；儿童；尺侧；投掷；运动员

疾病现状

近年来参与"过顶投掷"类运动的人数显著增加。训练强度以及比赛数量也陡然上升。数量、时间以及强度的增加使肘关节内侧损伤率也相应增加，如肌腱、韧带和骨性结构的损伤。

当医生面对肘关节内侧疼痛患者时，重要的是明确疼痛是否由重复性投掷活动引起。很多肱骨内上髁炎患者并无肘关节持续牵拉的动作，但是工作相关性动作可加重疼痛。本章我们将介绍几种诱发性试验，用于区分引发疼痛的解剖结构：如韧带、肌腱、骨或神经。然而当处理肘关节内侧疼痛时，需要记住可能多种疾病共存。

尺侧副韧带损伤

肘关节功能解剖

对肘关节关键结构的认识对于了解肘关节内侧常见疾患非常重要。肘关节伸直受到内翻应力时，骨性结构提供了近一半的稳定性。前关节囊、尺侧和桡侧副韧带以及周围肌肉提供了剩余一半的稳定性。尺侧副韧带（UCL）是对抗外翻应力的静态稳定结构，屈肌 - 旋前肌群是动态稳定结构[1]。

UCL 由三个独立的韧带束组成：前束、后束和横束。前束是对抗外翻应力的首要稳定结构，在完全伸直时的减速期保持紧张状态[2]。走行起自冠状突的高耸结节，止于肱骨内髁。它是肘关节强度最高的结构，平均失效负荷达 260N。后束呈扇形，起于内上髁，止于半月切迹的内侧缘。它在屈曲时呈紧张状态，因此在过顶动作时容易损伤[3]。

投掷的生物力学

过顶投掷动作运动员的上肢受力极大，可造成严重疾患，减少比赛生涯时间。历史上常将棒球运动员作为过顶动作运动员的生物力学模型，因其发病率最高。理解投掷运动的生物力学是理解这类患者肘关节疾病的关键[4]。

投掷动作可以分为 6 个阶段。第一阶段为挥臂准备投球，尽管每位投手的动作都有独特性，但起始动作都为肘关节屈曲且前臂旋后。这一阶段以运动员开始投球为结束，然后进入早期投掷阶段。早期投掷阶段以三角肌和肩袖发力为起点。肩膀外展，肱骨外旋且肘关节屈曲。当对侧脚着地时，即开始后期投掷阶段。肩袖后部进一步发力使肩部完全外展、外旋，同时肘关节屈曲超过 90°。从后期投掷阶段到加速阶段的转换存在一个臂部快速加速过程。当臂部改变方向时，内侧肘部受到一个巨大的外翻应力。

加速阶段的开始以胸大肌、背阔肌及前锯肌发力增加为起始。在这一阶段，上肢受到一个巨大的前方应力，造成急速增加的外翻应力，肘关节受到伸直应力。自下肢和躯干部传导上来的能量主要被肘关节内侧关节周围组织吸收。

减速期开始于球离开手部。上肢在减速期速度急剧变化，使得这一时期肌肉最为紧张。上肢肌群承受离心应力，应力急剧增加。肱骨中立位肘关节伸直时减速期结束。最后在惯性期身体前冲，面向投掷目标。身体放松时投掷结束[5]。

Mac Williams 等将这一动作描述成一个"动能链"，能量产生于下肢及躯干，传导至上肢。肘关节尤其是肘关节内侧，通过肱骨产生高达 65N.m 的扭矩，在每个过顶投掷动作中产生 300N 的内侧剪切应力。重复性外翻应力最终导致肘关节内侧损伤[6]。

Waris 首次在 1946 年报道了标枪运动员的内侧副韧带损伤[7]。但是直到 20 世纪 80 年代洛杉矶道奇队的明星投手 Tommy John 接受了 Frank Jobe 医生的内侧副韧带重建手术后，医生们才开始真正认识到外翻不稳定的临床重要性。自那以后越来越多的联盟棒球投手接受了相同的手术，此手术也被命名为 Tommy John 手术[8]。包括 UCL 损伤的疾病范围很广，但是可以概括为两大类：一是 UCL 过度使用损伤；二是 UCL 应力过大失效。

外翻不稳定源自数千次投掷动作，这些动作虽然小于 UCL 胶原束的内在失效强度，但过多的次数仍造成外翻不稳定（图3.1）。这些重复性应力导致韧带微小撕裂，最终导致韧带松弛、不稳定以及彻底断裂。高危患者常具有投掷力学不规则、灵活性差、动作不规范等特点。

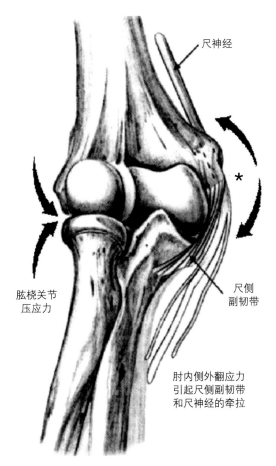

图示肘关节受到外翻应力，导致尺侧副韧带和尺神经的牵拉

尺神经

胘桡关节
压应力

尺侧
副韧带

肘内侧外翻应力
引起尺侧副韧带
和尺神经的牵拉

图 3.1　图示肘关节受到外翻应力，导致尺侧副韧带损伤（来自 Safran[9]，图 2，第 17 页）

患者的诊断检查

进行全面但有重点的问诊和物理检查可提示患者的诊断。在过顶投掷性运动员中，了解损伤的时间、位置、经过以及患者伤前常进行的体育活动非常重要。比如投掷动作时疼痛位置、疼痛发作是否受速度影响以及患者伤前进行投掷动作的频率，都对缩小诊断范围有所帮助[11]。

投手常主诉内侧肘关节疼痛起病隐匿，在后期投掷阶段或加速阶段即使用力较小仍感到疼痛。病史还经常显示在一局中存在多

次投掷动作。相对应的，患者或在充分用力投掷时感觉突然弹响，伴随无法完成投掷动作。两种情况都意味着 UCL 不稳定的可能性。此外患者常表现有尺神经症状，可能是肘管周围炎引起[12]。

对患者进行物理检查时常有肘关节内侧压痛，更重要的是有外翻应力不稳定。有两种方式帮助医生明确不稳定诊断。第一种是活动外翻应力试验，单独判断内侧副韧带前束（图 3.2）。首先检查者稳定患肢的手与前臂。将鹰嘴与鹰嘴窝解锁，逐渐屈曲肘关节，同时给予持续的外翻应力。内侧副韧带处疼痛、恐惧感或内侧关节间隙增宽（与对侧相比）以及丧失终点感，均为韧带损伤的标志。

挤压试验与之类似，区别是保持肘关节静态屈曲大于 90°。该实验充分外展外旋臂部以模拟投掷动作，此外保持前臂充分旋后。检查者牵拉患者的大拇指使肘关节内侧受到外展应力。像活动外翻试验一样，疼痛则意味着外翻不稳定。

影像学

X 线平片显示的是肘关节骨性结构的静态影像，因此对于诊断韧带损伤意义有限（图 3.3）。但仍有一些特殊影像可帮助诊断外翻不稳定。大部分影像学检查可见 UCL 处异位骨化，Mulligan 等人报道比例高达 75%[13]。若该影像不明显，则可进行重力位或外翻应力位 X 线片评估 UCL 完整性（图 3.4）。内侧关节间隙大于 3mm 或与非应力位像差距超过 0.5mm，提示 UCL 损伤可能[14]。

除了 X 线平片以外，动态超声检查也

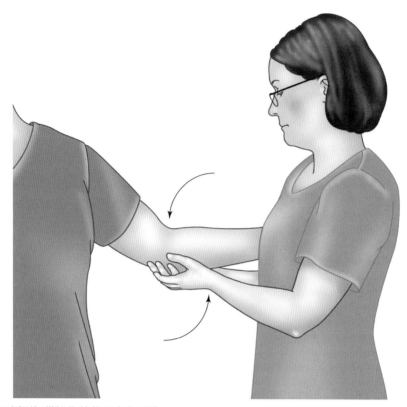

图 3.2　检查尺侧副韧带损伤的外翻应力试验

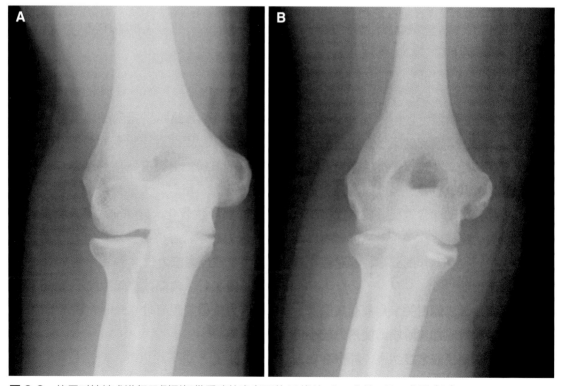

图 3.3　使用对接技术进行尺侧副韧带重建的患者正位 X 线片　A. 术前；B. 术后（b）。

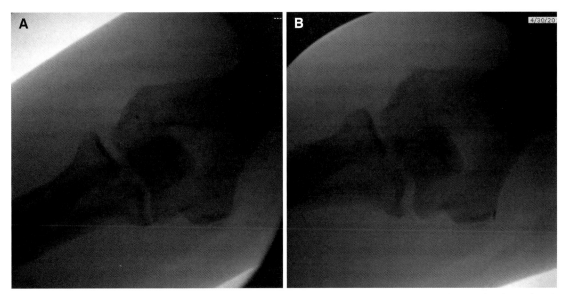

图 3.4　X 线片评估 UCL 完整性　A. 右肘关节术中透视。B. 外翻应力像示内侧肱尺关节张开（＞1mm），意味着尺侧副韧带损伤。

有益于外翻不稳定的诊断。尽管依赖于操作者水平，但超声可以对肘关节稳定性进行实时动态评估。超声减少了辐射剂量，且花费仅为 MRI 的几分之一。通过上述物理检查以及超声检查，可以帮助医生确定外翻不稳定的诊断。

　　MRI 和核磁关节造影是金标准，根据 Schwartz 等[15] 的研究，敏感度达 86%，特异性达 100%。造影剂泄于关节外意味全层撕裂，T 征的出现意味着面下部分撕裂。若患者无法进行 MRI 检查，也可以使用 CT 关节造影。

治疗

　　根据运动员的期望对 UCL 进行个性化治疗。对于一段时间内可以避免过顶投掷动作的运动员，建议选择非手术治疗。治疗计划包括短时间内休息；给予非甾体类抗炎药 [NSAIDs]，并针对屈肌 - 旋前肌群进行物理治疗及拉伸；制定计划，逐渐改变运动员的投掷方式。而对于非手术治疗 6~12 个月失败、UCL 完全撕裂，且对功能要求很高的患者，应进行手术治疗。

　　手术重建尺侧副韧带有多种方式，包括改良 Jobe 技术、对接技术以及混合挤压螺钉技术。

　　Jobe 技术发明于 20 世纪 80 年代（图 3.5）。取直接内侧入路暴露尺侧副韧带，重点在内上髁区域，卸下屈肌 - 旋前肌群并前置尺神经。随后对这一术式进行了改良，使用肌肉劈开入路以减少屈肌群的并发症。特别是劈开尺侧腕屈肌以暴露尺侧副韧带远端 [16]。在保持外翻应力的情况下充分暴露韧带，并在尺骨和肱骨上制作骨隧道。在冠突水平 UCL 止点处制作横行骨隧道，位于肱肌尺骨止点稍近端，同时在肱肌的肱骨止点处制作纵行 Y 形骨隧道。小心不要突破后侧皮质，同时全程注意保护尺神经。保持肘

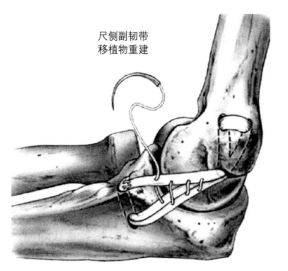

尺侧副韧带
移植物重建

图 3.5　图示使用 Jobe 技术重建尺侧副韧带（来自 Safran[9]，图 8，第 21 页）

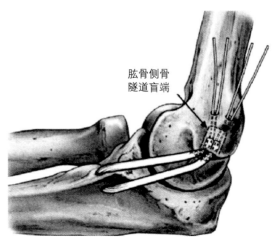

肱骨侧骨
隧道盲端

图 3.6　图示对接技术进行尺侧副韧带重建（来自 Safran[9]，图 9，第 22 页）

关节 45°，从同侧肢体获取掌长肌腱作为移植物，或使用异体移植物，在保持张力的情况下使用 "8" 字的方式缝合并固定。掌长肌腱有两大潜在优势：一是易于获取，二是其张力强度与韧带类似（357N）。改良 Jobe 技术目前认为是重建尺侧副韧带的手术金标准。Ahmad 等研究显示成功的改良 Jobe 术后 93% 的患者回归到相关运动当中，并有良好表现。

　　对接技术是 Jobe 技术的变化方式，肱骨骨隧道和放置移植物的方式得到了简化（图 3.6）。制作 2 个小隧道，再缝合即可，如 2 个 1 号爱惜帮线分别作为 Y 形的 2 个突出，而非改良 Jobe 技术描述的 2 个较大骨隧道。将肱骨侧的钻孔从 3 个减少到 1 个可以减少皮质破碎的可能性[18]。此外术者通过骨隧道无法使移植物保持紧张状态，但使用缝合作为锚定点，可使移植物的张力处于更平衡的状态。Rohrbough 等[18]报道在术后 1 年随访时，92% 的运动员达到甚至超

过了之前的竞技水平。

　　混合螺钉技术包括了对接技术的肱骨固定部分，而在尺骨侧使用单骨隧道和挤压螺钉[19]（图 3.7）。该技术的优势在于骨隧道制作难度低，减少了关节周围软组织并发症以及尺神经并发症。但是由于尺骨内侧和肱

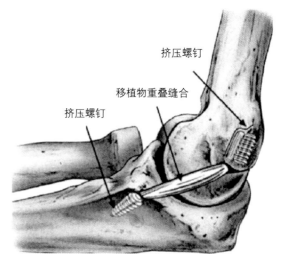

挤压螺钉

移植物重叠缝合

挤压螺钉

图 3.7　图示挤压螺钉技术重建尺侧副韧带（来自 Safran[9]，图 10，第 22 页）

骨内上髁体积较小，该技术一直存在挤压螺钉相关骨折的风险。

不论采用何种技术，UCL 重建后康复一般需 1 年。一定要严格遵守术后流程以获得最好的临床结果。

外翻伸直过载综合征（VEO）

患者的诊断检查

肘关节外翻不稳定，原因可为 UCL 损伤或松弛，是由肘关节周围软组织显著病变造成的。若内侧韧带松弛未得到有效治疗，会发生尺骨鹰嘴重复撞击鹰嘴窝内侧的情况[20]。剪切应力会造成鹰嘴窝软骨溶解、后方骨赘形成以及游离体。患者表现为肘关节后内侧疼痛，尤其是投掷动作的减速期更为明显，因为此阶段肘关节受到较大伸直应力。查体时患者存在伸直丢失和（或）骨擦音[21]。VEO 的特异性检查为保持肘关节屈曲 20°～30°，保持这一角度的原因是 UCL 受力。然后使肘关节伸直到最大角度，并施加外翻应力。若该实验产生与患者原始主诉相同的疼痛，则为阳性[22]。

影像学检查

X 线片可示鹰嘴骨赘，但 CT 检查特别是三维重建可提供鹰嘴及鹰嘴窝更具体的损伤信息。MRI 可显示韧带不稳定和骨髓水肿；然而 CT 仍然是综合征的最佳检查手段[23]。

治疗

治疗包括外翻不稳定治疗的所有理疗方式，如改变活动方式、注射皮质激素、给予 NSAIDs 以及改变投掷方式。若非手术治疗失效，可进行肘关节镜手术以清除骨赘、游离体，清理关节。医生需要注意移除的骨量，因为过量移除骨质会增加不稳定性，造成进一步撞击。此外需要注意尺神经距离鹰嘴内侧很近，需要避免尺神经损伤。

鹰嘴应力性骨折

鹰嘴应力性骨折比较罕见，常见于过顶 - 投掷运动员。在一项包括 14000 名运动员的分析中，鹰嘴应力性骨折占到所有患者的 8.7%，最常见于棒球运动员[24]。这类骨折也见于举重、体操和标枪运动员中[25]。

鹰嘴应力性骨折分为两大类，机制不同。肱三头肌重复牵拉可造成鹰嘴横行骨折，在青少年中应力性骨折常见于鹰嘴骺板[26,27]（图 3.8）。另一种骨折机制为投掷加速阶段产生外翻伸直的过载负荷，造成冠状突与髁间切迹产生撞击，造成斜行骨折[28]。

患者的诊断检查

此类患者的肘关节疼痛常见于过顶 - 投掷运动之中或之后。疼痛常位于尺骨鹰嘴，可同时伴有肘关节内侧疼痛。与 VEO 相比，物理检查时触诊引起的疼痛位置在尺骨鹰嘴的更远端和偏外侧。此外被动伸直肘关节可诱发疼痛[22]。

影像学检查

首先进行 X 线检查（正位、侧位、斜位），或可识别应力性骨折。为了明确诊断或骨折的具体形态可进行更加敏感的检查，如 CT、MRI 或骨扫描等。

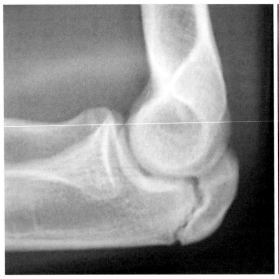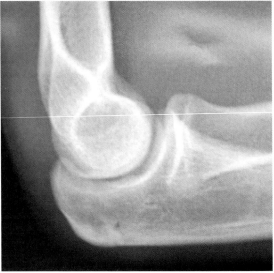

图 3.8 应力性骨折 A. 尺骨鹰嘴骨折患者侧位 X 线片；B. 正常肢体对比像。

治疗

诊断为鹰嘴应力性骨折的患者需要接受一段时间的制动，禁止过顶投掷动作或其他引发症状的动作。运动员的症状以及影像学上的骨愈合决定了制动的时长。制动后应逐渐恢复投掷动作，强调改变动作技术，最终恢复活动。若一段时间制动后无骨折愈合，由患者和医生共同决定是否行手术治疗。

单纯鹰嘴应力性骨折的标准手术治疗方式是使用单一螺钉跨骨折线固定，骨折线的倾斜方向决定了固定的方向。通过后方小切口劈开肱三头肌腱置入螺钉。使用垂直骨折线的螺钉加压固定横行骨折，而中 - 近端的斜行骨折则使用顺行髓内钉固定。Paci 和同事发现使用单一空心钉固定难治性鹰嘴骨折可取得很高的愈合率，回归运动很快，运动水平与术前一致或优于术前。长期随访中，大部分这类患者需要二次手术，包括内固定物取出、UCL 重建和（或）游离体取出[25]。术后固定于 90° 屈肘位 7~10 天以允许伤口

愈合。之后允许活动度锻炼，但 6 周内避免屈曲超过 90°。随后通过逐渐锻炼和康复逐渐恢复投掷性动作。

内上髁炎

内上髁炎或"高尔夫球肘"，比广泛认知的网球肘或外上髁炎少见许多。然而在特定人群，如反复做屈腕动作及旋前动作的人群，比例高达 6%。高危人群包括中年人群（男性与女性发病率相同）、工人、吸烟者以及体重过大患者。优势侧比例 75%。除了管道工人以及木匠，过顶运动相关运动员占患者很大比例[29]。

重复性过顶活动对肘关节内侧产生很大扭力及剪切应力。加速阶段，外翻应力对屈肌 - 旋前肌群产生显著的牵拉作用，尤其是旋前圆肌和桡侧腕屈肌。经过数千次重复动作后，肌腱为应对重复性刺激而产生化生，组织学表现为血管纤维性增生。

患者的诊断检查

患者常有重复性抓握、屈曲和旋前动作的病史，表现为隐匿起病的肘关节内侧疼痛。Van Rijn 的系统评价显示，若患者每天活动中提 5kg，时间大于 2 小时；或者每天提 10kg，每天超过 10 次，则高尔夫球肘的患病比例明显升高[30]。

物理检查可发现前臂抗阻力旋前及腕关节屈曲时产生疼痛。患者在屈肌 - 旋前肌群内上髁止点处或远端有压痛，也可存在屈曲挛缩。需要进行全面的神经检查，因为这类患者常有尺神经炎，可高达 50%[31]。目前认为若患者同时具有肘管综合征，则疗效更差。

影像学检查

影像学检查或可帮助诊断内上髁炎。大部分影像学检查均正常，仅在微创伤时间长且显著时可见屈肌腱内钙化或牵拉性骨赘。MRI 可作为影像学检查的一项选择（图 3.9）。

治疗

与其他过度使用造成的损伤相同，首选非手术治疗。在考虑手术治疗之前，首先应考虑非手术治疗如给予 NSAIDs、改变活动方式、休息、阻抗支具、皮质醇注射、物理治疗或其他治疗方式。但若患者非手术治疗 6~12 个月以后仍因疼痛限制活动及上肢功能，则应考虑手术治疗。对外上髁炎，作者建议使用关节镜治疗，但对于内上髁炎，仍建议切开清理，成功率可达 80%~85%[32]。

切开手术包括清理旋前圆肌及桡侧腕屈肌的肌腱粘连，切除病变的肌腱并重新附着于内上髁。可通过内上髁前方斜行切

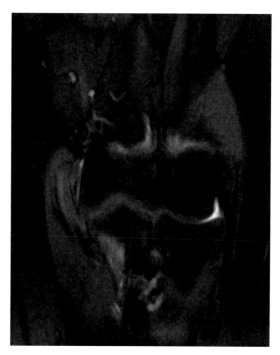

图 3.9 右肘关节冠状位 MRI 示屈肌总腱内上髁止点信号升高，与内上髁炎表现一致。

口进行。切开分离至屈肌 - 旋前肌起点，注意保护前臂内侧皮神经。切除病变组织直至 UCL。清除病变组织后常对内上髁进行去皮质化处理，以促进重新缝合附丽的肌腱愈合[33]。

过去认为关节镜手术并不安全，存在尺神经损伤或 UCL 复合体损伤的风险。但 Zonno 等最近通过尸体研究描述了一种关节镜手术的可行方式。通过在肱骨前内侧面部分切除关节囊，可暴露屈肌 - 旋前肌起点，然后清除屈肌 - 旋前肌起点的病变纤维直至暴露 UCL。清理时避免损伤内上髁、尺神经或 UCL 复合体[34]。

术后患肢使用长臂后托支具进行保护，制动 10~14 天，随后开始活动度的康复锻炼。但是软组织炎症反应消退前都应避免腕

关节掌屈。并发症包括前臂内侧皮神经损伤或炎性反应。

青少年肘关节内侧疼痛

儿童由于骺板的存在，诊断和症状都不同于成人。理解这些不同可帮助医生对儿童患者进行更好的评估。青少年早期仍存在肘关节的骨化过程，因此损伤与年龄相关性大。初级骨化后，次级骨化中心包括肱骨小头、桡骨头、内上髁、肱骨滑车、尺骨鹰嘴以及外上髁，按上述顺序进行骨化。肱骨小头骨化时间在 2 岁左右，之后每个骨化中心每 2 年出现骨化，直至外上髁出现骨化，女性在 10 岁左右出现，男性在 12 岁左右[35]。

未成年运动员肘关节损伤的比例远高于肩关节损伤。50%~75% 的棒球运动员在职业生涯中反映存在肘关节疼痛。大部分损伤为慢性损伤，但也有急性肘关节损伤存在[36]。

儿童职业运动员肘关节损伤

儿童职业运动员肘关节损伤定义为肘关节损伤伴有肘关节内侧或前臂疼痛。1960年，这一临床疾病由 Brogdon 和 Crow[37] 首次报道了 2 例儿童职业投手的疾患。与成人外翻不稳定类似，这一疾患源于投掷动作带来的外翻伸直过度应力，以及反复微创伤造成的炎症反应和骨突炎。高速的投掷动作可造成重复性损伤，常见于投手。UCL 尤其是其前束，吸收了投掷过程中绝大部分的外翻应力[38]。大于 80m/h 的速度会造成 UCL 损伤，而在骨骺存在的儿童，更常发生骨突炎[39]。

患者的诊断检查

通过采集病史和物理检查，患者表现为肘关节内侧疼痛，即使在休息时也会产生疼痛。还会表现为投掷距离缩短、精准度下降、速度下降甚至表现为肘关节屈曲受限[40]。物理检查可发现提携角增加、内上髁压痛和（或）屈肌压痛以及外翻应力试验阳性。

影像学检查

X 线正侧位及斜位一般无阳性发现。但当与健侧相比，许多患者可发现内上髁骨突或肱骨内侧皮质增生，内上髁分离和（或）内上髁骨突碎裂[40]。大一点的儿童进行外翻应力试验时可见关节间隙比健侧增宽超过 2mm，意味着 UCL 损伤。MRI 可显示骨突水肿和（或）UCL 水肿，同时对诊断韧带撕裂有意义[39]。

治疗

儿童职业运动员肘关节损伤的初始治疗包括停止活动并休息 4~6 周，同时使用冰敷及 NSAIDs。对于屈曲挛缩的患者使用伸直支具固定。休息后，开始在专业人员指导下进行非重复性投掷动作康复，同时强调投掷技术和强度。回到竞赛的平均时间是 12 周。若患者在康复过程中仍诉肘关节内侧疼痛，则需再次休息至少 2~3 天[39]。再回到投掷性运动的运动员需要进行康复教育，将单局比赛的投掷次数降至 75 次，以减少肘关节疼痛，而单赛季投掷动作超过 600 次则是肘关节疼痛的危险因素[14]。

内上髁撕脱骨折

内上髁骨折常见于 9~14 岁青少年，常由外伤引起。患者常主诉"弹响"或"无力"[36]。多种机制均可造成创伤。屈肌群的强力收缩可导致骨折，常见于掰手腕或过顶投掷动作[35]。另有受伤机制为肘关节过伸位摔倒，导致外翻应力，同时屈肌对内上髁产生拉力[42]。最后内上髁骨折可见于肘关节脱位，尺侧副韧带牵拉内上髁导致骨折[35]。

影像学检查

大多数内上髁撕脱骨折可通过 X 线平片确定，其移位程度决定治疗方式。年轻的儿童患者骨折块常较大，可涉及整个内上髁，年龄较大的患者，特别是骨骺闭合后，骨折块较小[36]。需要特别注意的是，需确定关节内无骨块嵌顿。

治疗

移位小的稳定性骨折治疗方式为固定 2~3 周。手术治疗的指征是有骨块嵌顿或临床检查外翻不稳定。然而，对于骨折移位大于 5mm 的骨折治疗方式仍存争议，研究证实手术与非手术治疗均能取得优良的结果[43,44]。

尺神经压迫

尺神经在肘关节受压迫可表现为肘关节内侧疼痛。肘管综合征是上肢第二常见的周围神经疾病，仅次于腕管综合征。

尺神经由 C8 到 T1 的神经根构成，是臂丛神经内侧束的延续[45,46]。在其向远端走行的过程中，可因为内源性或外源性因素受到压迫[45]。内源性因素包括肘关节内侧腱鞘囊肿，虽然比较罕见，但可造成肘管综合征[47]。外源性因素包括肌腱、肌肉以及血管疾患[45]。

桡神经和正中神经也跨过肘关节，但其疾患一般不引起肘关节内侧疼痛。桡神经的症状常位于肘关节外侧[48]。尽管正中神经可在肘关节周围压迫，但倾向于引起前臂和腕关节疼痛。

尺神经压迫

尺神经在肘关节周围有数个压迫点。距肘关节 10cm 处，尺神经穿过内侧肌间隔，与肱三头肌内侧头走行一致[45,46]（图 3.10）。在肘关节近端，压迫可发生在内侧肌间隔处以及内上髁[46]。肘管位于肘关节远端，是另一个可能的压迫点[46]（图 3.11）。肘关节的远端压迫一般不引起肘关节内侧疼痛，尺神经可能在其从尺侧腕屈肌离开处受到压迫[46]。压迫点从肘关节以近 10cm 至以远 5cm[46]。

Struthers 弓是一肌肉筋膜束。近端边缘在内上髁近端平均约 8cm 处[49]，远端在内上髁以上约 6cm 处[2]。平均长度为 4cm[2]。尸体解剖研究[45,50] 发现 70%~85% 的情况下其可位于任一位置。对它的描述有"臂部远端深层筋膜的增厚""臂部筋膜的增厚"（1型），"臂部内在韧带"（2型），以及内侧肌间隔的增厚（3型）[45,50]。

尺神经在肘部的走行位于内上髁和尺骨鹰嘴之间，走形于内上髁的尺神经沟中。在进入纤维 - 骨沟之前，尺神经可能因为肘关节外翻畸形而受到潜在的压迫[46]。畸形可能为陈旧骨折继发的畸形愈合。沟外侧缘为尺骨鹰嘴，内侧缘为一纤维筋膜束，前缘为内上髁[46,51]。通过尺神经沟时，尺神经和相互吻合的动脉网伴行，上部由上下尺侧副动脉

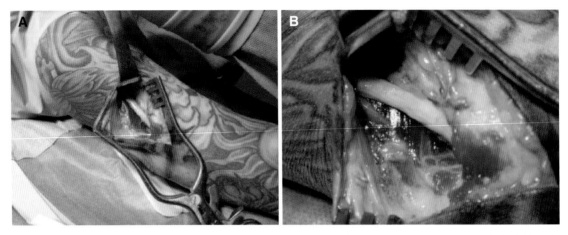

图 3.10　尺神经卡压患者术中图像　A. 神经在滑车上的肘后肌（anconeus epitrochlearis）扩张处后方通过；B. 肘后肌与内上髁相连。

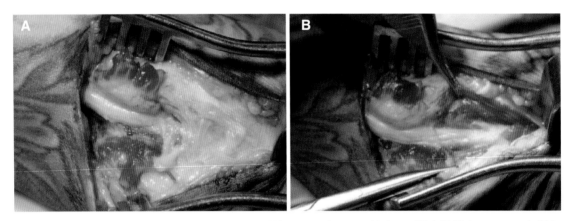

图 3.11　掀开肱三头肌扩张部以暴露尺神经进入肘管处　A. 内上髁远端由于肘管支持带（Osborne 韧带）的存在，神经变得扁平。B. 分开韧带以暴露扁平的尺神经。

构成，下部由后方尺侧返动脉构成[46]。尺神经沟处压迫原因可为继发于创伤后的神经损伤、炎性疾病、肿瘤以及血管损伤或病理性发育不良。也可能尺神经动态半脱位或脱位于神经沟外，引起压迫[46]（图 3.12）。此时神经倾向于在肘关节屈曲时半脱位，离开神经沟，而在肘关节伸直时回位[46]。尺神经脱离于尺神经沟时，若休息时肘关节内侧置于硬物之上，可能造成外源性神经压迫[46]。

离开尺神经沟后，尺神经跨过关节继续向前臂尺侧走行。尺神经进入所谓的"肘管"，该名称由 Feindel 和 Stratford[52] 在 1958 年首次提出。肘管位于尺侧腕屈肌（FCU）的尺骨头和肱骨头之间，由尺神经支配[53]。FCU 的肱骨头起于内上髁，尺骨头起于尺骨鹰嘴和尺骨后缘[53]。肘管顶部为肘管支持带，是一内上髁和鹰嘴尖部之间的纤维束[54]。顶部被认为是覆盖内上髁沟部纤维腱膜的延续[46]。该腱膜有多种名称，包括 Osborne 韧带、三角韧带、弓状韧带以及肱

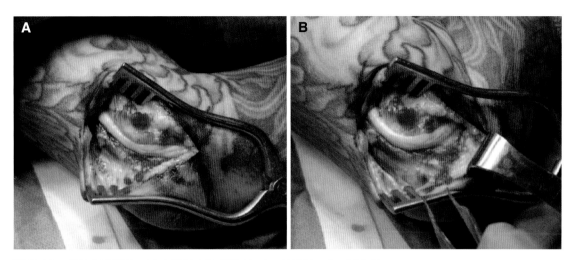

图 3.12　尺神经半脱位于内上髁的尺神经沟外　A. 伸直位；B. 屈曲位。

尺弓[46]。肘管底部为肘关节囊及内侧副韧带后方的横行部分[46,54]。肘关节屈曲时，Osborne 韧带紧张，内侧副韧带松弛，肘管形态变平或狭窄[46]。肘管容积的变化增加了神经的压力，可造成神经机械性变形[46]。

患者的诊断检查

同其他部位检查一样，物理检查包括视诊、触诊以及叩诊。视诊需要评估肘关节和上肢是否存在创伤迹象、骨或软组织损伤愈合的迹象以及肿物。物理检查需针对肘关节内侧疼痛，进行上肢神经系统检查。检查还需排除颈椎疾病造成的神经根性症状[45]。需检查尺神经是否存在潜在的压迫。检查包括了肘关节近端及远端。需着重检查尺神经，包括沿走行从腋部触诊至手部[45]。Tinel 征阳性，叩诊时远端刺痛，则考虑刺痛近端部位存在神经压迫[55]。这一征象最早用来评估战时周围神经损伤后再生的程度[55]。触诊和视诊同时可向检查者提供患者的提携角度，以及肘关节在活动范围内是否存在

半脱位[45]。血管检查应评估波动性包块以及手部远端的对称性血管充盈度。感觉检查需要基于上肢解剖，对目标神经进行单独检查。检查可使用一般触觉、两点辨别觉、振动试验以及 Semmes-Weinstein 单纤维试验。目前认为 Semmes-Weinstein 单纤维试验是诊断早期神经压迫最敏感的试验[56]。

运动试验需关注尺神经支配的相关肌肉。前臂包括尺侧腕屈肌及指总屈肌。手部小鱼际肌包括小指对掌肌、小指外展肌以及小指屈肌。其他手部肌肉包括掌短肌、背侧骨间肌、掌侧骨间肌、蚓状肌（第 3、第 4）、拇内收肌以及拇短屈肌深层[53]。肌力减弱一般不合并神经压迫[45]。手部内在肌的检查包括交叉征（示指和中指交叉以评估第一掌侧骨间肌和第二背侧骨间肌的功能[45]）。其他试验包括 Froment 征（捏物时拇指屈曲），证明存在第一背侧骨间肌、第二掌侧骨间肌或拇内收肌的肌力减弱。侧方捏物时指间关节屈曲表示拇内收肌减弱，肌力弱于拇长屈肌[45]。Wartenberg 征是当患者尝试伸

直所有手指时，小指出现外展。这是由于小指固有伸肌的尺侧止点没有其他肌肉拮抗造成的[45]。

影像学检查

首先应进行影像学检查排除骨性压迫或骨折畸形愈合造成的神经压迫。怀疑软组织肿物时应进行超声检查。一项研究证实，超声下测量的尺神经与肘管横截面的比例与电生理检查结果密切相关[57]。尽管 MRI 检查对于诊断尺神经压迫并非必要，但 MRI 确实可以提供更多的细节。在病理性病例中，MRI 在 T1 像可显示尺神经周围肌肉呈现高信号。比如在肘管综合征中 FCU 和 FDP 显示 T1 像呈现高信号，而尺神经可显示 T2 像呈现高信号，提示可能是神经炎[58]。此外在慢性压迫病例中，尺神经支配的肌肉可显示萎缩信号或脂肪退变[58]。

电生理检查包括肌电图（EMG）和神经传导试验（NCS），同时检查运动和感觉神经。运动神经传导试验在神经压迫时可见幅度和速度均显著下降[59]。在上肢不同节段进行检测，幅度和速度下降最显著的区域为压迫最严重的区域。

治疗

尺神经压迫综合征首选非手术治疗。对于大部分尺神经中度压迫的患者，改变活动方式、制动并使用抗炎药物可取得良好的疗效[60]。由于肘管在屈曲时最为狭窄，使用功能支具固定患肢、限制肘关节屈曲、建议患者避免肘关节长时间屈曲位均可以取得良好的结果[60]。近期起病即就诊的患者，疗效优于症状迁延的患者[60]。

手术治疗可选择对肘管或其他压迫部位原位减压、肘关节内上髁截骨或尺神经前置。Zlowodzki 等进行了一项荟萃分析，纳入 4 项研究，261 例患者，平均随访 21 个月，发现对于无创伤史的患者，单纯减压与任何类型的尺神经前置术（2 项研究使用皮下尺神经前置，另 2 项研究使用肌肉下尺神经前置）在运动神经传导速度和临床结果上均未见显著差异[61]（图 3.13）。Macadam 等在其荟萃分析中发现减压患者和前置患者的

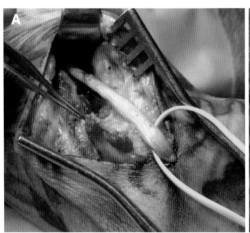
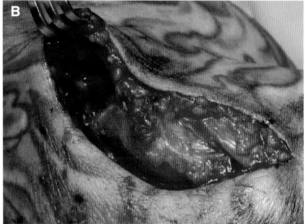

图 3.13　A. 自 Struthers 韧带向 Osborne 韧带游离尺神经并在内上髁前方进行神经间隔术。B. 皮下间隔尺神经。

临床结果未见显著性差异，但前置的临床结果确实更好一些[62]。Bartels 等在其前瞻性随机对照研究中发现，单纯减压患者的并发症比例显著低于皮下前置患者，为 9.6% 和 31.1%（风险比 0.32）[63]。

内侧肱三头肌腱弹响

尺神经前置术失败的一个潜在原因为漏诊了内侧肱三头肌腱弹响。该病常与尺神经脱位合并出现，为内侧肱三头肌（肌腹、肌腱或腱膜）与内上髁碰撞引起，造成肘关节内侧疼痛。患者常见于男性，多见于青少年或成年早期。若合并尺神经半脱位，患者除肘关节内侧疼痛外常有尺神经炎症状。

患者的诊断检查

细致的物理检查可发现肘关节在活动范围内存在两声弹响。肘关节被动屈曲的过程中，尺神经在 70°~90° 位时脱位，肱三头肌在 115° 左右产生弹响[64]。同时应在主动和被动活动时行抗阻力检查，以确定是否存在半脱位。

影像学检查

使用动态超声可以进一步诊断[65]。多屈曲角度的 CT 或 MRI 检查可以证实内侧肱三头肌和（或）尺神经半脱位情况[66]。

治疗

若患者采取保守治疗 3~6 个月后仍未见好转，应考虑手术治疗。切除或移位受影响部分的肱三头肌，同时处理半脱位的尺神经。若存在潜在性畸形，则应行针对性处理。短暂制动后，患者可进行活动度锻炼，

预期结果优良[67]。

总 结

肘关节内侧疼痛是肘关节疾患的常见表现，可以发生在所有年龄段。在过顶 - 投掷性运动员中特别常见；由于肘关节受到过度外翻应力，尺侧副韧带损伤和外翻伸直过载综合征在投掷类运动员中多见。根据原始"Tommy John"手术发展出多种韧带重建技术，使投手可以成功回归到投掷运动。高尔夫球肘（内上髁炎）是肘关节疼痛的另一常见病因，一般使用非手术治疗。儿童患者疾患不同于成人，需要考虑未闭合的骺板，可能疾病包括鹰嘴骨突炎和儿童职业运动员肘关节相关损伤。上述疾病一般考虑非手术治疗。最后，尺神经压迫是肘关节内侧疼痛的常见病因。非手术治疗失败时，考虑进行手术减压和（或）前置，可取得良好的疗效。

参考文献

1. Park MC, Ahmad CS. Dynamic contributions of the flexor-pronator mass to elbow valgus stability. J Bone Joint Surg Am. 2004;86-A(10):2268–74. Epub 2004/10/07.

2. Regan WD, Korinek SL, Morrey BF, An KN. Biomechanical study of ligaments around the elbow joint. Clin Orthop Relat Res. 1991;271:170–9. Epub 1991/10/01.

3. Callaway GH, Field LD, Deng XH, Torzilli PA, O'Brien SJ, Altchek DW, et al. Biomechanical evaluation of the medial collateral ligament of the elbow. J Bone Joint Surg Am. 1997;79(8):1223–31. Epub 1997/08/01.

4. Miller CD, Savoie 3rd FH. Valgus extension injuries of the elbow in the throwing athlete. J

Am Acad Orthop Surg. 1994;2(5):261–9. Epub 1994/10/01.

5. Fleisig GS, Andrews JR, Dillman CJ, Escamilla RF. Kinetics of baseball pitching with implications about injury mechanisms. Am J Sports Med. 1995;23(2):233–9. Epub 1995/03/01.

6. MacWilliams BA, Choi T, Perezous MK, Chao EY, McFarland EG. Characteristic ground-reaction forces in baseball pitching. Am J Sports Med. 1998;26(1):66–71. Epub 1998/02/25.

7. Waris W. Elbow injuries of javelin-throwers. Acta Chir Scand. 1946;93(6):563–75. Epub 1946/01/01.

8. Jobe FW, Stark H, Lombardo SJ. Reconstruction of the ulnar collateral ligament in athletes. J Bone Joint Surg Am. 1986;68(8):1158–63. Epub 1986/10/01.

9. Safran MR. Injury to the ulnar collateral ligament: diagnosis and treatment. Sports Med Arthrosc. 2003;11:15–24.

10. Cain Jr EL, Dugas JR, Wolf RS, Andrews JR. Elbow injuries in throwing athletes: a current concepts review. Am J Sports Med. 2003;31(4):621–35. Epub 2003/07/16.

11. Chen FS, Rokito AS, Jobe FW. Medial elbow problems in the overhead-throwing athlete. J Am Acad Orthop Surg. 2001;9(2):99–113. Epub 2001/04/03.

12. Jobe FW, Kvitne RS. Elbow instability in the athlete. Instr Course Lect. 1991;40:17–23.

13. Mulligan SA, Schwartz ML, Broussard MF, Andrews JR. Heterotopic calcification and tears of the ulnar collateral ligament: radiographic and MR imaging findings. AJR Am J Roentgenol. 2000;175(4):1099–102. Epub 2000/09/23.

14. Rijke AM, Goitz HT, McCue FC, Andrews JR, Berr SS. Stress radiography of the medial elbow ligaments. Radiology. 1994;191(1):213–6. Epub 1994/04/01.

15. Schwartz ML, al-Zahrani S, Morwessel RM, Andrews JR. Ulnar collateral ligament injury in the throwing athlete: evaluation with saline-enhanced MR arthrography. Radiology. 1995;197(1):297–9. Epub 1995/10/01.

16. Thompson WH, Jobe FW, Yocum LA, Pink MM. Ulnar collateral ligament reconstruction in athletes: muscle-splitting approach without transposition of the ulnar nerve. J Shoulder Elbow Surg. 2001;10(2):152–7. Epub 2001/04/18.

17. Ahmad CS, ElAttrache NS. Elbow valgus instability in the throwing athlete. J Am Acad Orthop Surg. 2006;14(12):693–700. Epub 2006/11/02.

18. Rohrbough JT, Altchek DW, Hyman J, Williams 3rd RJ, Botts JD. Medial collateral ligament reconstruction of the elbow using the docking technique. Am J Sports Med. 2002;30(4):541–8. Epub 2002/07/20.

19. Ahmad CS, Lee TQ, ElAttrache NS. Biomechanical evaluation of a new ulnar collateral ligament reconstruction technique with interference screw fi xation. Am J Sports Med. 2003;31(3):332–7. Epub 2003/05/17.

20. Ahmad CS, Park MC, Elattrache NS. Elbow medial ulnar collateral ligament insufficiency alters posteromedial olecranon contact. Am J Sports Med. 2004;32(7):1607–12. Epub 2004/10/21.

21. Wilson FD, Andrews JR, Blackburn TA, McCluskey G. Valgus extension overload in the pitching elbow. Am J Sports Med. 1983;11(2):83–8. Epub 1983/03/01.

22. Dugas JR. Valgus extension overload: diagnosis and treatment. Clin Sports Med. 2010;29(4):645–54. Epub 2010/10/05.

23. Conway JE, Jobe FW, Glousman RE, Pink M. Medial instability of the elbow in throwing athletes. Treatment by repair or reconstruction of the ulnar collateral ligament. J Bone Joint Surg Am. 1992;74(1):67–83. Epub 1992/01/01.

24. Iwamoto J, Sato Y, Takeda T, Matsumoto H. Analysis of stress fractures in athletes based on our clinical experience. World J Orthop. 2011;2(1):7–12. Epub 2011/01/18.

25. Paci JM, Dugas JR, Guy JA, Cain Jr EL, Fleisig GS, Hurst C, et al. Cannulated screw fixation of refractory olecranon stress fractures with and without associated injuries allows a return to baseball. Am J Sports Med. 2013;41(2):306–12.

Epub 2012/12/12.

26. Suzuki K, Minami A, Suenaga N, Kondoh M. Oblique stress fracture of the olecranon in baseball pitch-ers. J Shoulder Elbow Surg. 1997;6(5):491–4. Epub 1997/11/14.

27. Rettig AC, Wurth TR, Mieling P. Nonunion of olecranon stress fractures in adolescent baseball pitchers: a case series of 5 athletes. Am J Sports Med. 2006;34(4):653–6. Epub 2006/03/25.

28. Kvidera DJ, Pedegana LR. Stress fracture of the olecranon. Orthop Rev. 1983;12:113–6.

29. Taylor SA, Hannafi n JA. Evaluation and management of elbow tendinopathy. Sports Health. 2012;4(5):384–93. Epub 2012/09/28.

30. van Rijn RM, Huisstede BM, Koes BW, Burdorf A. Associations between work-related factors and specific disorders at the elbow: a systematic literature review. Rheumatology (Oxford). 2009;48(5):528–36. Epub 2009/02/20.

31. Gabel GT, Morrey BF. Operative treatment of medical epicondylitis. Infl uence of concomitant ulnar neuropathy at the elbow. J Bone Joint Surg Am. 1995;77(7):1065–9. Epub 1995/07/01.

32. Vangsness Jr CT, Jobe FW. Surgical treatment of medial epicondylitis. Results in 35 elbows. J Bone Joint Surg Br. 1991;73(3):409–11.

33. Ciccotti MG, Ramani MN. Medial epicondylitis. Tech Hand Up Extrem Surg. 2003;7(4):190–6. Epub 2006/03/07.

34. Zonno A, Manuel J, Merrell G, Ramos P, Akelman E, DaSilva MF. Arthroscopic technique for medial epicondylitis: technique and safety analysis. Arthroscopy. 2010;26(5):610–6. Epub 2010/05/04.

35. Rockwood CA, Beaty JH, Kasser JR. Rockwood and Wilkins'fractures in children. 7th ed. Philadelphia: Wolters Kluwer/Lippincott Williams & Wilkins; 2010. xiii, 1076 p.

36. Chen FS, Diaz VA, Loebenberg M, Rosen JE. Shoulder and elbow injuries in the skeletally immature athlete. J Am Acad Orthop Surg. 2005;13(3):172–85. Epub 2005/06/09.

37. Brogdon BG, Crow NE. Little leaguer's elbow. Am J Roentgenol Radium Ther Nucl Med.

1960;83:671–5. Epub 1960/04/01.

38. Morrey BF, An KN. Articular and ligamentous contributions to the stability of the elbow joint. Am J Sports Med. 1983;11(5):315–9. Epub 1983/09/01.

39. Benjamin HJ, Briner Jr WW. Little league elbow. Clin J Sport Med. 2005;15(1):37–40. Epub 2005/01/18.

40. Hang DW, Chao CM, Hang YS. A clinical and roent-genographic study of Little League elbow. Am J Sports Med. 2004;32(1):79–84. Epub 2004/02/03.

41. Lyman S, Fleisig GS, Waterbor JW, Funkhouser EM, Pulley L, Andrews JR, et al. Longitudinal study of elbow and shoulder pain in youth baseball pitchers. Med Sci Sports Exerc. 2001;33(11):1803–10. Epub 2001/11/02.

42. Smith FM. Medial epicondyle injuries. JAMA. 1950;142(6):396–402, illust. Epub 1950/02/11.

43. Hines RF, Herndon WA, Evans JP. Operative treat-ment of medial epicondyle fractures in children. Clin Orthop Relat Res. 1987;223:170–4. Epub 1987/10/01.

44. Josefsson PO, Danielsson LG. Epicondylar elbow fracture in children. 35-year follow-up of 56 unreduced cases. Acta Orthop Scand. 1986;57(4):313–5.

45. Elhassan B, Steinmann SP. Entrapment neuropa-thy of the ulnar nerve. J Am Acad Orthop Surg. 2007;15(11):672–81. Epub 2007/11/09.

46. Posner MA. Compressive ulnar neuropathies at the elbow: I. Etiology and diagnosis. J Am Acad Orthop Surg. 1998;6(5):282–8. Epub 1998/10/01.

47. Kato H, Hirayama T, Minami A, Iwasaki N, Hirachi K. Cubital tunnel syndrome associated with medial elbow Ganglia and osteoarthritis of the elbow. J Bone Joint Surg Am. 2002;84-A(8):1413–9. Epub 2002/08/15.

48. Tsai P, Steinberg DR. Median and radial nerve compression about the elbow. Instr Course Lect. 2008;57:177–85. Epub 2008/04/11.

49. Tiyaworanan P, Jianmongkol S, Thammaroj T. Anatomical study of arcade of Struthers. Hand Surg. 2010;15(3):157–9. Epub 2010/11/23.

50. Tubbs RS, Deep A, Shoja MM, Mortazavi MM,

Loukas M, Cohen-Gadol AA. The arcade of Struthers: an anatomical study with potential neurosurgical signifi cance. Surg Neurol Int. 2011;2:184. Epub 2012/01/26.

51. Hansen JT, Netter FH. Netter's clinical anatomy. Philadelphia: Saunders/Elsevier; 2010. Available from: http://www.mdconsult.com/public/book/vie w?title=Hansen:+Netter's+Clinical+Anatomy.

52. Feindel W, Stratford J. Cubital tunnel compression in tardy ulnar palsy. Can Med Assoc J. 1958;78(5):351–3. Epub 1958/03/01.

53. Hansen JT, Frank H, Netter MD. (1906-1991): the artist and his legacy. Clin Anat. 2006;19(6):481–6. Epub 2006/05/10.

54. O'Driscoll SW, Horii E, Carmichael SW, Morrey BF. The cubital tunnel and ulnar neuropathy. J Bone Joint Surg Br. 1991;73(4):613–7. Epub 1991/07/01.

55. Bower JO, Hawkins IL. TInel's sign, formication or distal tingling on percussion and deep pressure sensation. Arch Neurol Psychiatry. 1920;4(6):17.

56. Gelberman RH, Szabo RM, Williamson RV, Dimick MP. Sensibility testing in peripheral-nerve compression syndromes. An experimental study in humans. J Bone Joint Surg Am. 1983;65(5):632–8. Epub 1983/06/01.

57. Yoon JS, Kim BJ, Kim SJ, Kim JM, Sim KH, Hong SJ, et al. Ultrasonographic measurements in cubital tunnel syndrome. Muscle Nerve. 2007;36(6):853–5. Epub 2007/09/20.

58. Andreisek G, Crook DW, Burg D, Marincek B, Weishaupt D. Peripheral neuropathies of the median, radial, and ulnar nerves: MR imaging features. Radiographics. 2006;26(5):1267–87. Epub 2006/09/16.

59. Miller RG. The cubital tunnel syndrome: diagnosis and precise localization. Ann Neurol. 1979;6(1):56–9. Epub 1979/07/01.

60. Szabo RM, Kwak C. Natural history and conservative management of cubital tunnel syndrome. Hand Clin. 2007;23(3):311.

61. Zlowodzki M, Chan S, Bhandari M, Kalliainen L, Schubert W. Anterior transposition compared with simple decompression for treatment of cubital tunnel syndrome. A meta-analysis of randomized, controlled trials. J Bone Joint Surg Am. 2007;89(12):2591–8. Epub 2007/12/07.

62. Macadam SA, Gandhi R, Bezuhly M, Lefaivre KA. Simple decompression versus anterior subcutaneous and submuscular transposition of the ulnar nerve for cubital tunnel syndrome: a meta-analysis. J Hand Surg. 2008;33(8):1314.e1–12. Epub 2008/10/22.

63. Bartels RH, Verhagen WI, van der Wilt GJ, Meulstee J, van Rossum LG, Grotenhuis JA. Prospective randomized controlled study comparing simple decom-pression versus anterior subcutaneous transposition for idiopathic neuropathy of the ulnar nerve at the elbow: part 1. Neurosurgery. 2005;56(3):522–30; dis-cussion-30. Epub 2005/02/26.

64. Spinner RJ, Goldner RD. Snapping of the medial head of the triceps: diagnosis and treatment. Tech Hand Up Extrem Surg. 2002;6(2):91–7. Epub 2006/03/08.

65. Jacobson JA, Jebson PJ, Jeffers AW, Fessell DP, Hayes CW. Ulnar nerve dislocation and snapping triceps syndrome: diagnosis with dynamic sonography – report of three cases. Radiology. 2001;220(3):601–5. Epub 2001/08/30.

66. Spinner RJ, Hayden Jr FR, Hipps CT, Goldner RD. Imaging the snapping triceps. AJR Am J Roentgenol. 1996;167(6):1550–1. Epub 1996/12/01.

67. Spinner RJ, Goldner RD. Snapping of the medial head of the triceps and recurrent dislocation of the ulnar nerve. Anatomical and dynamic factors. J Bone Joint Surg Am Vol. 1998;80(2):239–47. Epub 1998/03/05.

作者：Joaquin Sanchez-Sotelo
译者：周 力

摘 要

肱骨远端骨折可以成为极具挑战性的损伤。患者的年龄、活动需求、骨折端的粉碎以及骨折线的高低都可能会增加其复杂性。本章涵盖了相关的流行病学信息、该类骨折所带来的特定挑战、以及在处理复杂关节内骨折时骨科医生所喜欢采用的手术方案。在提供关于手术显露、内固定技术以及关节置换术的细节的同时也有术后处理措施以及预期结果方面的内容。

关键词

肱骨远端骨折；髁上；手术治疗

在肘关节损伤中，肱骨远端骨折的处理是最具挑战性的。一是得益于在 CT 三维重建技术广泛应用的基础上对其更为透彻的理解；二是基于内固定材料和技术的提高；三是肘关节置换术的选择性应用，这类损伤的治疗结果已经取得了极大的改善[1]。

流行病学

肱骨远端骨折在美国的发生率据估计大约为 43/100000，换言之，每年的肱骨远端骨折病例约有 130000 例[2]。随着时间的推移，尤其是老年人口数量的继续增长，预计这类骨折的发生率还会继续增加。

在流行病学中，肱骨远端骨折呈三峰式分布。在儿童阶段，患儿容易发生髁上骨折或者累及部分关节面的骨骺损伤；这类损伤不在本书章节的讨论范畴之内。大多数高能量的肱骨远端骨折见于较为活跃的中年患者，致伤原因包括交通事故、高处坠落或者相对少见的运动相关损伤。老年患者在骨量减少的基础上，在站立高度摔倒即有可能导致低位的通髁骨折或者关节面粉碎骨折（同时可能合并柱骨折）。

分型和损伤特点

对于累及肱骨远端的骨折曾有很多人提出过不同的分型系统。其中一些可能主要是出于研究目的。最常用的分型方法是 AO/ASIF/OTA 分型系统，将骨折大致分为三型：A 型（累及部分关节面的骨折），B 型（关节外骨折）和 C 型（关节内骨折）[3]。从临床实践的角度来说，需要区分四种主要骨折类型（图 4.1）：

1. 髁上髁间 / 柱骨折　我们多数人在听到别人提起典型的肱骨远端骨折时想到的就是这类骨折。整个肱骨远端的骨折线既累及了柱也累及了关节面。骨折的粉碎可以发生在关节面水平，也可以发生在髁上水平，或者二者兼有。为了降低发生创伤后关节炎以及肘关节僵硬的风险，需要追求关节面的解剖复位。而为了避免骨折不愈合以及僵硬的发生，整个肱骨远端都应给予稳定的固定。

2. 关节面骨折　这类骨折为肱骨远端关节面的剪切骨折，骨折线并不累及柱[4]。肱骨小头骨折即为典型代表。更为复杂的肱骨远端关节内骨折，其骨折线延伸至肱骨外上髁或肱骨滑车，也是近年来才被认识的比较清楚的。

3. 低位通髁骨折　一条位于关节面外的单一骨折线自内上髁近端贯穿至外上髁中部。这类骨折在老年患者中相对更为常见。

4. 部分关节面骨折　一大块关节面以及与之相邻的柱形成一个整体骨折块。这种骨折类型并不常见，多发生于骨质强度较好的儿童以及年轻成人，多数时候更容易采用内固定治疗。

有趣的是，治疗方案究竟是采取内固定还是关节置换，主要根据患者的年龄、伤前是否存在关节病变、骨质情况、骨折粉碎程度以及医生的经验来决定[1]。几乎所有的部分关节面骨折通常情况下最好的治疗方案都是内固定。而对于其他三种类型骨折，则既可以考虑内固定，也可以考虑关节置换术。当准备采用内固定术治疗时，需要知道每种骨折类型都有其独特之处。

- 髁上髁间 / 柱骨折经常需要通过鹰嘴截骨或其替代方法来显露，关节面需要解剖复位，内外侧柱都需要以接骨板固定。

- 对于特定的肱骨小头骨折，如果其骨折线不波及或仅波及一部分肱骨滑车，则可以通过外侧入路治疗，如果骨折线波及的范围更靠内侧，则可能需要通过鹰嘴截骨或其替代方法来显露。多数这类骨折可以采用多枚螺钉和（或）克氏针固定，但也有一部分需要使用接骨板。小关节面骨块的固定则可能需要使用带或不带牵开功能的外固定架来进行中和固定。

- 低位通髁骨折可能需要通过肱三头肌两侧对内外侧柱分别采用接骨板固定。这类骨折治疗中的主要挑战就在于如何通过接骨板使远端非常小的骨折块获得良好的固定。

- 部分关节面骨折的患者如果骨质较好可以采用单一接骨板固定患侧柱，但如果需要的话通过对侧不带接骨板的螺丝钉固定来加强也可以提高整体结构的稳定性。

患者的检查

患者的病史和体格检查的重点应主要集中于确认既往是否存在可能需要采取关节置换术治疗的肘关节疾患（如炎症性关节炎、

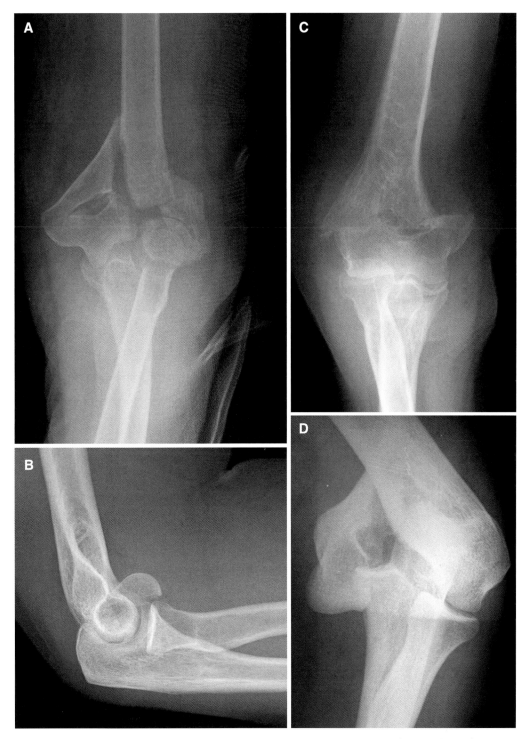

图 4.1 肱骨远端骨折的四种主要类型 A. 髁上髁间/柱骨折。B. 关节面骨折（肱骨小头骨折）。C. 低位通髁骨折。D. 部分关节面骨折。

既往损伤），评估软组织覆盖条件（开放骨折，脆弱的皮肤），明确有无合并骨折（既包括同侧上肢也包括其他部位），仔细评估记录正中神经、桡神经及尺神经的完整性或功能障碍情况[1]。

对于比较简单的骨折类型（低位髁上骨折、部分关节面骨折、肱骨小头骨折）正侧位平片检查就已足够。当骨折的形态仅通过平片难以看清的时候（髁上髁间／柱骨折，比较复杂的关节面骨折），我们可以放宽进行 CT 扫描及三维重建检查的指征（图4.2），除非已经决定采取肘关节置换术治疗，因为在这种情况下 CT 扫描对于手术无法提供更多的帮助。患者在麻醉状态下于术前拍摄牵引位 X 线片对于内固定治疗的计划可以额外提供有用的信息。

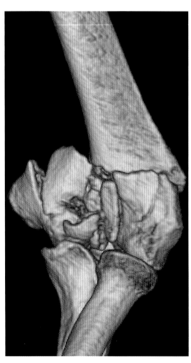

图 4.2 CT 三维重建有助于骨折形态的直观化和术前计划的制定

关节面骨折

手术治疗的选择

多数肱骨远端关节面骨折的患者都可以选择内固定治疗。关节置换术则主要用于骨质较差、骨折粉碎和（或）既往存在肘关节疾患的老年患者（年龄大于65岁）。

内固定

不波及或仅少量波及肱骨滑车的肱骨小头骨折通过外侧入路的前方间隙显露，即所谓的外侧柱入路（图4.3a）。于外侧副韧带复合体所在位置的前方沿 Lister 结节方向劈开指总伸肌；向近端继续显露则需要掀开肱骨外侧柱上的肌肉附丽。剥离的肌肉向前方拉开。于直视下将骨折进行解剖复位。我们选择使用空心无头加压螺钉自前向后以及自外向内固定（图4.3b）。特别小的骨块则可能需要使用克氏针、可吸收钉甚至缝线缝合固定。

在肘关节镜方面富有经验的医生也可以对肱骨小头骨折施行关节镜辅助下的复位和固定[5]。采用关节镜技术治疗的并发症更少，还允许直接从关节内准确评价骨折复位的质量。复位之后则可以使用空心螺钉经皮固定，打入螺钉的方向通常是自后向前。

波及内侧范围更广的骨折类型常常需要经过伸肘装置完成显露（图4.4）。我们选择采用鹰嘴截骨（见下文）。骨折块需要解剖复位，固定采用多枚空心无头螺钉、克氏针或可吸收钉。对于外上髁和（或）内上髁严重粉碎的病例，为获得牢固固定可能需要使用接骨板。

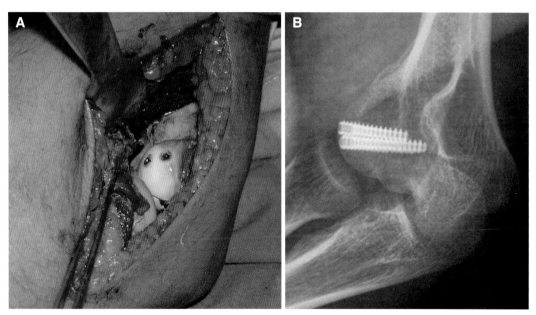

图 4.3 外侧柱入路 A. 肱骨远端外侧部分的关节面骨折可以采用外侧柱入路的前方间隙获得良好显露。B. 多数骨折使用无头加压螺钉固定。

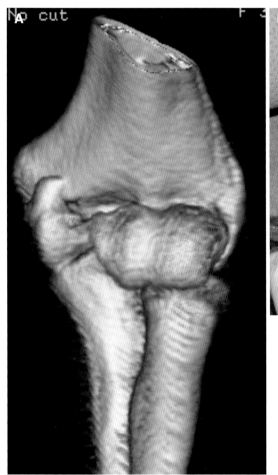

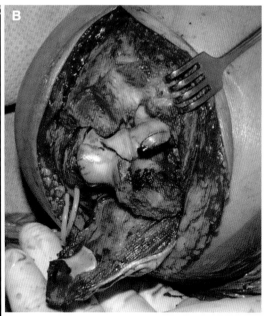

图 4.4 向内侧波及的复杂关节面骨折需要范围更广的显露方法，比如鹰嘴截骨 A. 术前 CT。B. 术中所见。

当骨折块的大小及骨质情况导致固定比较薄弱时，术后关节活动可能会由于尺桡骨近端产生的剪切力造成骨折块移位。在这种情况下，应该考虑短暂应用外固定架。我们选择使用动力性的外固定架。为了尽可能减小关节内的剪切力，可以用外固定架进行一定程度的关节牵开。外固定架通常应用3~6周后去除。

关节置换术

对于纯粹的肱骨远端关节面骨折患者，当决定采用关节置换术作为治疗方案的时候，肱骨远端半肘关节置换是一种颇具吸引力的选择，因为大多数时候内外侧副韧带复合体的起点都是完好的[6,7]。在这种情况下，置入肱骨假体的同时不卸下伸肘装置是有可能做到的，但比较困难。关节置换术的手术显露可以通过Kocher入路（剥离外侧副韧带复合体之后再予以修复）、肱骨外上髁截骨或鹰嘴截骨。

对于关节面粉碎骨折的老年患者而言，铰链式全肘关节置换可能是最好的选择。术中显露可以通过伸肘装置进行（肱三头肌翻开、肱三头肌劈开或肱三头肌舌形瓣），或者将部分完整的未骨折的柱切除而保留肱三头肌。关于骨折后肘关节置换的更多技术细节将在下文详细讨论。

结果

一些作者报道过肱骨远端关节面骨折内固定治疗后的结果。而专门针对肱骨远端关节面骨折后全肘关节置换结果的文献尚未见发表，尽管从已发表的关于各种病因采用肘关节置换治疗的文献中也可以推断出所期望的结果（参见下文）。

Ring等人报道了21例病例，平均随访时间为3.3年[4]。平均活动范围为伸肘27°~屈肘123°，总体结果满意率达到76%。再手术包括挛缩松解（6例）、尺神经减压（2例）、早期固定失效（1例）以及内固定物取出（1例）。

Dubberley等人报道了28例病例，平均随访时间为4.6年[8]。平均屈伸活动范围为29°~138°，结果满意率为89%。再手术包括挛缩松解（7例）、内固定翻修（2例）、挽救性肘关节置换（2例）以及鹰嘴内固定物取出（7例）。

Mighell等人报道了一组挑选出来的累及肱骨小头和肱骨滑车外侧部分的较大的冠状面剪切骨折病例，共18例[9]。在平均26个月的随访中，除1例患者外，其余均获得优良结果，3人在X线平片上表现出骨坏死的迹象，但临床意义有限。

髁上髁间 / 柱骨折

手术治疗的选择

对于多数髁上髁间 / 柱骨折可以选择内固定治疗。然而对于骨折无法固定的老年患者而言，关节置换反倒可能使其获得更好的结果和更快的恢复。

内固定

关于髁上髁间 / 柱骨折最理想的内固定技术一直都存在争议。值得庆幸的是，仅仅依靠克氏针、螺钉或者一块接骨板的内固定技术已经基本上被摒弃了；而内外侧柱各使用一块接骨板已然成为治疗的标准。对于没有粉碎的较为简单的骨折类型，两块接骨板垂直放置和平行放置治疗结果很可能是相同的。但是对于复杂的肱骨远端骨折，平行接骨板更有优越性[10]。由于很多外科医生并没有每年治疗大量这类骨折的机会，所以精通上述两种接骨板技术并无太大意义。鉴于这些原因，我们建议熟练掌握平行接骨板技术（图 4.5）[11,12]。

手术显露和尺神经

我们选择通过鹰嘴截骨来显露这类骨折。截骨的形状很可能没有那么至关重要；V 形截骨可以提供更大的截面积以利于愈合，还能提供更好的内在稳定性。对于只有单一关节内骨折线的骨折，经验丰富的医生

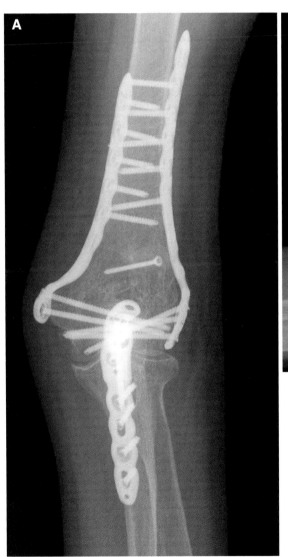
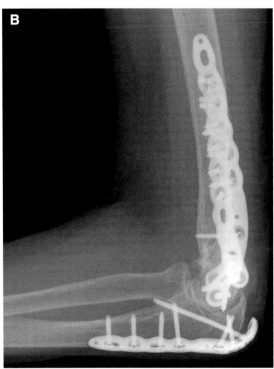

图 4.5 切开复位应用平行接骨板技术内固定的术后 X 线片　A. 正位；B. 侧位。

可以通过肱三头肌两侧进行复位固定。肱骨远端骨折的固定完成之后，鹰嘴截骨可以使用接骨板、克氏针张力带、髓腔内螺钉（可配合使用张力带）或髓内钉固定。接骨板固定可能最为稳定，但我们也发现了使用接骨板固定的时候软组织并发症（伤口裂开、感染）的发生率会更高。对于多数患者我们选择使用克氏针张力带或髓内钉。

尺神经需要正规显露并减压。为了骨折更好的复位和固定，尺神经常常需要被游离并牵开。按照惯例，在手术的最后，尺神经应该前移至前方皮下；但近来有一些医生更喜欢将其放置回正常的解剖位置。术后尺神经症状的发生率很有可能被低估了。目前，已有的文献证据并不能够帮助我们做出决定到底是将尺神经进行前移还是将其置于原位[13,14]。

骨折固定

关于平行接骨板技术在文献中已经有过很多描述了[11,12]。关节面骨折应该获得解剖复位，并且通过贴近关节软骨的细克氏针进行临时固定。内外侧接骨板在使用时则应该遵循 Mayo Clinic 的原则，以便使每一枚远端螺钉都不仅有助于固定关节面骨块，还能有助于将接骨板固定于远折端，同时在髁上水平获得良好的折端间加压。

每块接骨板在放置后远端使用一枚斯氏针，近端通过椭圆孔打入一枚螺钉临时固定，以便对接骨板位置进行微调。下一步远端的固定则是通过多枚长螺钉从远端骨块的一端打到另一端来完成。远端的斯氏针可以直接替换为螺钉而无须钻孔，以免造成钻头的断裂。在髁上水平的加压可以先通过大复位钳来获得，然后将近端螺钉以接骨板孔的加压方式打入以维持加压或者进行进一步的加压。

骨缺损的处理常常困难重重。对于由骨折粉碎造成的中等程度骨缺损，进行干骺端短缩极其有效[15]。干骺端短缩的内在含义其实就是接受髁上水平骨折的非解剖复位，以骨干为参照将远折端短缩或者移位，以期达到骨折端之间最大面积的接触和加压。屈肘时肘关节前方容纳冠状突和桡骨头的空间可以通过将远折端向前方平移进行再造。后方容纳鹰嘴的空间则可以通过将骨干后方的骨质磨掉一部分，重建新的鹰嘴窝来获得。

肱骨滑车中间部分的粉碎可以通过嵌入式植骨来处理，以避免肱骨远端在内外侧加压的时候变窄。植入的骨块并不需要与尺骨近端形成关节，因此放置时可以比关节面稍微凹进去一些。涉及肱骨远端实质部分的很大面积的骨缺损可能需要进行带或不带关节面软骨的结构性植骨，但是这种重建的效果很大程度上还不确定。

术后护理

这类损伤的性质以及与内固定相关的并发症会导致肘关节周围软组织非常显著的炎症反应。早期术后护理的最主要措施便是控制水肿：肘关节可以用加压敷料稍做包扎，应用前方石膏托将肘关节维持于伸直位，患肘抬高一天或数天，此外还可以使用冰敷。

软组织的炎症反应一旦控制满意即可开始进行肘关节活动的练习。指导患者进行主动和主动 - 辅助关节运动；持续被动运动机（CPM）或静态支具的使用有助于运动练习。CPM 看起来对于加速康复非常有效，能够增加患者最终的关节活动范围。但其需要付出更多的人力，价格昂贵，并且不能避免包括伤口问题以及在某些情况下的神经刺激等并发症的发生。对于依从性好的患者，我们依然推荐使用 CPM，然后在术后 2~4 周之间过渡为使用静态支具。为预防异位骨化发生而进行的术后放疗应该尽量避免，以防增加骨折不愈合的风险[16]；针对这一并发症术后口服吲哚美辛是否有效尚不明确。

结果

对于内固定方法治疗肱骨远端髁上髁间骨折的结果很难做出解读，因为在不同研究中纳入的损伤其严重程度难以直接比较，而且对于肘关节活动的度量其准确性也可能存在变数。平行接骨板固定技术的治疗结果最早的报道见于一组 34 例复杂肘关节损伤的病例：45% 为开放损伤，多数病例依 AO 分型为 C3 型[11]。在最近一次随访中，83% 患者主诉无疼痛或仅有轻微疼痛，平均活动范围为伸肘 26° 至屈肘 124°，除 1 例外其余骨折均获得愈合。并发症包括深部感染（1 例）、异位骨化（5 例）以及骨坏死（1 例）。与平行接骨板相比，有报道的垂直接骨板技术骨折不愈合发生率更高[10]。

鲜有研究将关注重点放在肱骨远端骨折内固定治疗之后的并发症上，不过有趣的是，并发症的种类也已经随着时间的推移发生了变化。我们最近回顾了 89 例肱骨远端骨折内固定术后发生了并发症的病例。43 例（48%）发生了至少一种并发症。其中 5 例为肱骨远端骨折不愈合（5.6%），14 例伤口并发症或深部感染（15.7%），持续尺神经卡压症状占 9%，X 线片可见的异位骨化占

41.6%（但手术切除的仅占 6.7%），创伤后关节炎或肘关节僵硬需要松解的约占 6%。伤口并发症在鹰嘴截骨以接骨板固定的病例中更为常见。

关节置换

对于一些经过筛选的髁上髁间骨折患者推荐采用全肘关节置换术进行治疗。在我们看来，肱骨远端半肘关节置换对于这类骨折意义不大（这一点与纯粹的关节面骨折相反），因为如果采用半肘关节置换，为了获得稳定性，还需要对内外侧柱和（或）韧带起点进行固定。

全肘关节置换治疗肱骨远端骨折具有以下优点：不需要等待骨折愈合，患者康复相对更容易，能更快地恢复生活自理，骨折不愈合和创伤后关节炎的问题都可以避免。然而，肘关节置换也有一定的力学失效发生率，因而患者需要终生去适应相应的活动限制，此外还会有一些并发症是灾难性的——比如深部的假体周围感染[1]。在我们的临床工作中，其适应证被限制在老年患者（可能的话应大于 70 岁）的严重粉碎骨折，尤其是伤前即存在关节疾患的病例。

手术显露和尺神经

对这类患者施行肘关节置换术治疗可以保留伸肘装置的完整性，以便降低与鹰嘴截骨不愈合以及肱三头肌无力相关的并发症，并且术后早期便允许恢复无保护下的日常生活自理，这也是这种方法最吸引人的特点之一。从肱三头肌两侧去除骨折块能够为髓腔处理以及假体置入提供足够的空间。在这种情况下必须使用铰链式假体（图 4.6）。

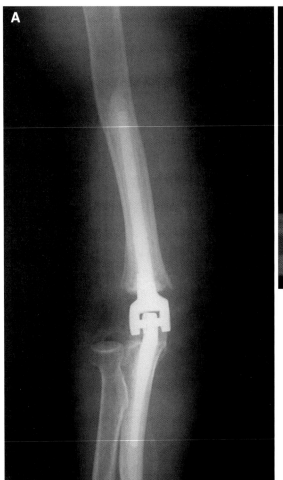

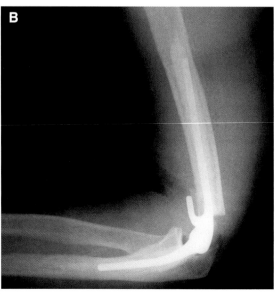

图 4.6 肱骨远端骨折肘关节置换术后的 X 线片　A. 正位；B. 侧位。注意切除后缺如的肱骨髁。

　　术后尺神经症状的发生率可能比实际报道的要高，这一点与内固定治疗的患者非常相似，而对于尺神经的处理方法也存在争议。近期一项研究结果表明术后神经病变的发生率要远高于既往文献中的数字[17]。我们依然对所有肱骨远端骨折施行肘关节置换的病例进行尺神经前移。

骨骼准备和假体置入

　　肱骨髓腔可以很容易地通过肱三头肌内侧得到显露。使用常规手术器械即可完成对于肱骨端的处理，但是因为骨折的存在，用于确定假体高度以及旋转方向的标志会更加难以辨认。插入肱骨端假体时平行于肱骨远端后方皮质看起来对于确定旋转对线相当可靠，然而近期似乎也有一些数据表明肘关节屈伸活动轴相对于后方皮质存在着 15° 的内旋。当鹰嘴窝顶部完整的时候，假体插入的深度可以其为标志；应当先通过假体试模复位来判断软组织的张力是否合适，最终确认假体置入的深度。

　　尺骨端的充分准备以及尺骨假体的置入更具难度。将肱三头肌附丽的最内侧边缘自鹰嘴上做骨膜下剥离有助于旋转尺骨，从而显露冠状突的中心。尺骨侧假体的插入深度以将假体的旋转中心置于鹰嘴及冠状突尖的中点为准。在旋转对线上，假体应平行于鹰嘴背侧的平坦骨面。

固定假体时我们常规在骨水泥中加入万古霉素和亚甲蓝。无论选择哪种假体系统，肱骨和尺骨侧假体均可在连接前完全安装到位，因为肱骨髁的缺如能够使假体的连接变得更方便。

术后护理

正如前面详述的内固定术后护理措施一样，水肿的控制通过维持肘关节伸直位加压包扎并抬高患肢来完成。主动 - 辅助及主动关节活动练习在患者可耐受的前提下即可开始。有趣的是，肱骨远端骨折行肘关节置换术治疗后肘关节僵硬似乎并不很常见。不需要使用 CPM，支具也很少应用，除非在术后早期（4 周）即确认出现意料之外的肘关节僵硬。

建议患者在余生之中避免使用患肢持重。按照一般的标准，患者单次持重应限制在 2~5kg 之内，而反复持重应限制在 1~2kg 之内。一些新式的假体有望在持重方面表现出更好的耐磨性能。希望这些假体在允许更重持重的同时还能有一个较为合理的力学失效率。

结果

全肘关节置换治疗肱骨远端骨折的报道是由 Cobb 和 Morrey 首先发表的，这是一组在梅奥诊所治疗的 21 例患者。在该研究中，平均屈伸活动范围为 25°~130°，整体结果评级优秀为 15 例，良好为 5 例[18]。其他治疗中心后来也陆续报道了相似的结果（表 4.1）。

表 4.1 肱骨远端骨折患者选择性行全肘关节置换的结果

研究	病例数	平均年龄	随访	活动范围	评分	评论
短期随访研究						
Cobb 1997[18]	21	72	3.3 年	25–130°	优 15，良 5	尺侧假体断裂
Ray 2000[19]	7	82	3 年	20–103°	优 5，良 2	浅表感染
Gambirasio 2001[20]	10	84	17.8 月	23.5–125°	94（80–100）	无并发症
Garcia 2002[21]	16	73	3 年	24–125°	93（80–100）	无并发症
Antuna 2012[17]	16	73	4.7 年	28–117°	73（35–100）	50% 有关神经症状
					31% 中重度疼痛	感染（3），肱骨侧松动（1）
对照研究						
Frankle 2003[22]	12	72	3.75 年	15–120°	优 11，良 1	假体分离（1）和表浅感染（2）
McKeee 2009[23]	25	77	2 年	26–133°	86	因僵硬再手术（2）深部感染（1）
中期和长期随访研究						
Kamineni 2004[24]	43	67	7 年	24–132°	93	5 例翻修
Streubel et al. 2012	25	67	10 年	30–133°	79.3	7 例翻修 4 例深部感染

梅奥诊所的治疗经验已经更新过两次了。Kamineni 等报道了 43 例患者平均随访 7 年的结果[24]。平均活动度为 24°~132°，平均的 Mayo 肘关节功能评分（MEPS）很高（93 分），但有 5 例患者需要行翻修手术治疗。

Streubel 等人的研究刚刚更新了梅奥诊所施行全肘关节置换的结果，特别分析了术后随访至少 5 年的患者（数据尚未发表）。在 1982～2002 年间，共有 43 例肱骨远端骨折采用铰链式半限制型全肘关节假体置换治疗。在术后的头 5 年之内，3 例患者失随访，11 例患者死亡，死亡时假体均在位，4 例患者发生早期失效，包括 2 例感染，1 例尺骨侧假体松动，1 例尺骨侧假体周围骨折。

其余随访至少 5 年（平均随访 9.7 年，范围 5~15 年）的 25 例病例中，平均 MEPS 为 79.3 分（范围 35~100 分），结果评级优良率达到 85%。然而，并发症发生率也达到 38%，再手术率为 31%。并发症包括深部感染（4 例），无菌性松动（5 例），假体周围骨折（5 例）。再手术包括假体翻修 7 例，清创灌洗或假体取出旷置 4 例。

两项独立的研究分别对比了肱骨远端骨折内固定和关节置换治疗的结果。Frankle 等人对比了 24 例 65 岁以上女性患者[22]，关节置换术治疗后的肘关节活动更好，总体结果更佳。McKee 等人进行了一向前瞻性随机研究，对象是 65 岁以上的患者，其中 20 例分入内固定组，另外 20 例行全肘关节置换。有 5 例在术中由内固定改为全肘关节置换。全肘关节置换术可以很大程度上缩短手术时间，术后肘关节评分更高，以 DASH 评分（disabilities of the arm, shoulder, and hand

score）衡量的后遗整体功能障碍更少。全肘关节置换组的肘关节活动更好，再手术率更低，但是这种差异在统计学上不具有显著性。

低位通髁骨折和部分关节面骨折

低位通髁骨折

肱骨远端低位通髁骨折非常特殊，但有意思的是，直到最近文献中才将其作为一类单独的损伤类型给予详尽的关注。这种损伤并不常见（按照我们的经验，约占全部肱骨远端骨折的 5%），在骨量减少的老年患者中容易发生。骨折线呈横行，不累及关节面，外侧经过肱骨外上髁或位于其下方，内侧恰好位于肱骨内上髁水平或其上方。

一方面，由于骨折本身并不累及关节面，并且有可能通过肱三头肌两侧以平行接骨板技术进行固定，因而使得内固定治疗极具吸引力（图 4.7）。而另一方面，由于远端骨折块厚度很薄，加之前面提到过的骨量减少，使其很难获得稳定的固定。

我们最近回顾了 14 例在梅奥诊所以内固定治疗的低位通髁骨折病例随访大约 1 年的结果（数据尚未发表）。除 2 例之外其余骨折均愈合，但也有一些其他的并发症，其中包括延迟愈合（2 例），深部感染（1 例）以及限制肘关节活动的异位骨化（1 例）。肘关节平均屈伸活动范围为 95°，平均 MEPS 为 85 分（14 例中有 12 例患者对结果满意）。

基于上述结果，对于低位通髁骨折患者，我们倾向于采取内固定治疗，但是对于

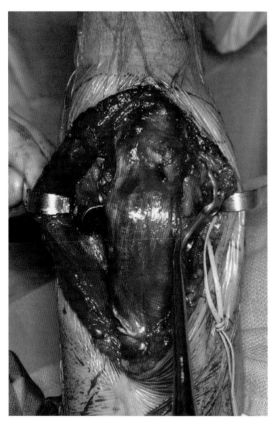

图 4.7 低位通髁骨折可以不用破坏伸肘装置，而是经肱三头肌两侧以平行接骨板进行固定

存在严重骨量减少的老年患者，尤其在担心患者对于术后护理的依从性的时候，应该考虑关节置换。

部分关节面骨折

只累及肱骨远端一侧柱的骨折相对也比较少见，但同时也很特殊。这类骨折通常发生于年轻患者，几乎无一例外地采取内固定治疗。

在关节面不粉碎的情况下，这类骨折可以不必破坏伸肘装置即获得良好的显露。对于骨质非常好的患者，于骨折侧的柱应用单一接骨板便可提供足够稳定性。当应用单一

接骨板后骨折稳定性仍不够满意时，从对侧柱打入几枚附加螺钉而无须使用接骨板即可提高其稳定性。假如预期不需要采取鹰嘴截骨，那么与后正中皮肤切口相比，采用直接内侧或直接外侧皮肤切口可以从总体上降低由手术显露带来的并发症。

结　论

肱骨远端骨折在治疗不当的情况下可能会导致灾难性的结果。一旦发生了并发症，补救措施通常都只能是退而求其次，故而常常会导致治疗结果不满意。CT 三维重建技术的广泛应用提高了对于更为复杂的骨折的处置能力。内固定依然是治疗方法中的主流。我们会选择使用平行的关节周围解剖型接骨板固定骨折。但是也不应该不惜一切代价地追求内固定，对很多粉碎性骨折的老年患者采用肘关节置换术治疗其结果会好很多。关节面骨折、低位通髁骨折以及部分关节面骨折均为特殊的亚型，相互之间有细微不同。

为了提高这类损伤整体上的治疗结果，还需要在研究上取得进展。内固定物失效和骨折不愈合在过去的 10 年中已经有所减少，这需要感谢对骨量减少的老年患者有选择性地采用了肘关节置换术治疗，此外，在想要采取内固定治疗的时候，我们还可以使用平行的关节周围解剖型接骨板进行固定。然而，我们在开发损伤更小的手术入路，预防伤口并发症、感染和异位骨化，或者改进对于尺神经的处理上都成果甚微。这些可能会在不久的将来成为研究的领域，从而引领肱骨远端骨折的处理向更好的方向发展。

参考文献

1. Sanchez-Sotelo J. Distal humeral fractures: role of internal fixation and elbow arthroplasty. J Bone Joint Surg Am. 2012;94(6):555–68.

2. Kim SH, Szabo RM, Marder RA. Epidemiology of humerus fractures in the United States: nationwide emergency department sample, 2008. Arthritis Care Res (Hoboken). 2012;64(3):407–14.

3. Marsh JL, et al. Fracture and dislocation classification compendium – 2007: Orthopaedic Trauma Association classification, database and outcomes committee. J Orthop Trauma. 2007;21(10 Suppl):S1–133.

4. Ring D, Jupiter JB, Gulotta L. Articular fractures of the distal part of the humerus. J Bone Joint Surg Am. 2003;85-A(2):232–8.

5. Kuriyama K, Kawanishi Y, Yamamoto K. Arthroscopic-assisted reduction and percutaneous fixation for coronal shear fractures of the distal humerus: report of two cases. J Hand Surg Am. 2010;35(9):1506–9.

6. Adolfsson L, Nestorson J. The Kudo humeral component as primary hemiarthroplasty in distal humeral fractures. J Shoulder Elbow Surg. 2012;21(4):451–5.

7. Burkhart KJ, et al. Distal humerus hemiarthroplasty of the elbow for comminuted distal humeral fractures in the elderly patient. J Trauma. 2011;71(3):635–42.

8. Dubberley JH, et al. Outcome after open reduction and internal fixation of capitellar and trochlear fractures. J Bone Joint Surg Am. 2006;88(1):46–54.

9. Mighell M, et al. Large coronal shear fractures of the capitellum and trochlea treated with headless compression screws. J Shoulder Elbow Surg. 2010;19(1):38–45.

10. Shin SJ, Sohn HS, Do NH. A clinical comparison of two different double plating methods for intraarticular distal humerus fractures. J Shoulder Elbow Surg. 2010;19(1):2–9.

11. Sanchez-Sotelo J, Torchia ME, O'Driscoll SW. Complex distal humeral fractures: internal fixation with a principle-based parallel-plate technique. J Bone Joint Surg Am. 2007;89(5):961–9.

12. Sanchez-Sotelo J, Torchia ME, O'Driscoll SW. Complex distal humeral fractures: internal fixation with a principle-based parallel-plate technique. Surgical technique. J Bone Joint Surg Am. 2008;90(Suppl 2 Pt 1):31–46.

13. Vazquez O, et al. Fate of the ulnar nerve after operative fixation of distal humerus fractures. J Orthop Trauma. 2010;24(7):395–9.

14. Chen RC, et al. Is ulnar nerve transposition beneficial during open reduction internal fixation of distal humerus fractures? J Orthop Trauma. 2010;24(7):391–4.

15. O'Driscoll SW, Sanchez-Sotelo J, Torchia ME. Management of the smashed distal humerus. Orthop Clin North Am. 2002;33(1):19–33, vii.

16. Hamid N, et al. Radiation therapy for heterotopic ossification prophylaxis acutely after elbow trauma: a prospective randomized study. J Bone Joint Surg Am. 2010;92(11):2032–8.

17. Antuna SA, et al. Linked total elbow arthroplasty as treatment of distal humerus fractures. Acta Orthop Belg. 2012;78(4):465–72.

18. Cobb TK, Morrey BF. Total elbow arthroplasty as primary treatment for distal humeral fractures in elderly patients. J Bone Joint Surg Am. 1997;79(6):826–32.

19. Ray PS, et al. Total elbow arthroplasty as primary treatment for distal humeral fractures in elderly patients. Injury. 2000;31(9):687–92.

20. Gambirasio R, et al. Total elbow replacement for complex fractures of the distal humerus: an option for the elderly patient. J Bone Joint Surg Br. 2001;83:974–8.

21. Garcia JA, Mykula R, Stanley D. Complex fractures of the distal humerus in the elderly: the role of total elbow replacement as primary treatment. J Bone Joint Surg Br. 2002;84:812–6.

22. Frankle MA, et al. A comparison of open reduction and internal fixation and primary total elbow

arthroplasty in the treatment of intraarticular distal humerus fractures in women older than age 65. J Orthop Trauma. 2003;17(7):473–80.

23. McKee MD, et al. A multicenter, prospective, randomized, controlled trial of open reduction–internal fixation versus total elbow arthroplasty for displaced intra-articular distal humeral fractures in elderly patients. J Shoulder Elbow Surg. 2009;18(1):3–12.

24. Kamineni S, Morrey BF. Distal humeral fractures treated with noncustom total elbow replacement. J Bone Joint Surg Am. 2004;86-A(5):940–7.

第五章

尺骨近端和桡骨头骨折脱位

作者：Parham Daneshvar, J. Whitcomb Pollock 和 George S. Athwal

译者：周　力

摘　要

　　本章全面介绍的内容既包括尺骨近端和桡骨头单独发生的骨折，同时也包括最为复杂的损伤类型，比如肘关节骨折脱位。流行病学、病理机制、诊断方法以及现代的肘关节重建策略都涵盖其中。对于桡骨头重建或置换，冠状突固定以及韧带修复的诀窍与技巧也有描述。为处理最为复杂的肘关节骨折脱位病例提供了标准的流程，也为更好地理解这类患者最适合的治疗方法提供了一套准则。

关键词

　　桡骨头；冠状突；韧带；肘关节脱位

流行病学

　　桡骨头骨折约占全部肘关节骨折的 1/3，在全部成人骨折中所占比例为 1.7%~5.4%[1]。85% 的桡骨头骨折发生于 20~60 岁的患者。此类骨折女性多见，男女发生的比例为 2/3[2,3]。

　　在发生桡骨头骨折的同时，有 10%~23% 的患者还会合并上肢的其他骨折，最常见的是冠状突骨折（4%~16%）[2,3]，其他韧带和软组织的损伤也很常见。根据病史、体格检查以及适当的影像学检查来确定这些合并损伤非常重要。

　　冠状突骨折几乎总是伴随着其他肘关节损伤同时发生。10% 的肘关节脱位会合并这类骨折[4]。损伤的类型对于确定冠状突骨折的位置以及可疑肘关节不稳定的类型起着关键性作用。

　　鹰嘴骨折占全部肘关节骨折的 10%[5]，在老龄人群中更为常见[6]。在高能量损伤中，鹰嘴骨折常常伴随肘关节周围其他骨折一起发生。

分型和损伤特点

桡骨头骨折

Mason 等最初在 1954 年将桡骨头骨折分为三型[7]。到 1962 年，Johnston 在此基础上又增加了 IV 型，即桡骨头骨折合并肘关节脱位[8]。1987 年，Broberg 和 Morrey 修订了 Mason 的分型系统，将骨折的移位程度和桡骨头骨折块的大小进行了量化[9,10]。

- I 型，移位小于 2mm
- II 型，移位大于 2mm 或 3mm，桡骨头受累超过 30%
- III 型，粉碎骨折
- IV 型，桡骨头骨折合并肘关节脱位

冠状突骨折

冠状突骨折是基于其骨折块大小和位置进行分型的。Regan 和 Morrey 根据侧位 X 线片上骨块的大小将冠状突骨折分为 3 型，分别为尖端骨折（<10%）、≤ 50% 冠状突高度和 >50% 冠状突高度[4]。O'Driscoll 等根据骨折的位置将冠状突骨折分为 3 种主要类型和 7 种亚型（图 5.1）[11]。这种分型方法有助于确定肘关节不稳定的类型、指导治疗决策以及选择手术入路。

鹰嘴骨折

鹰嘴骨折的发生是直接或者间接创伤的结果。直接创伤常常是由于摔倒时肘部屈曲大约 90° 着地[6]。间接创伤可能是肱三头肌异常收缩的结果，会导致鹰嘴尖的撕脱骨折。

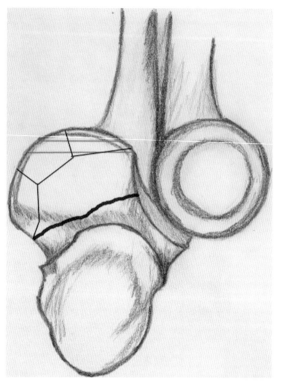

图 5.1　冠状突骨折的 O'Driscoll 分型　尖端骨折亚型以绿色代表；前内侧亚型以蓝色代表，包括尖端、前内侧缘以及高耸结节；基底骨折亚型以棕色代表

鹰嘴骨折都是关节内骨折。针对这类骨折有很多分型系统。我们推荐使用 Mayo 分型，这是基于骨折稳定性、移位程度以及粉碎程度来描述鹰嘴骨折的分型方法[1]。I 型是无移位且稳定的骨折；II 型为移位骨折，但由于侧副韧带完整，故肱尺关节稳定；III 型为移位且不稳定的骨折。任一型骨折还可分为粉碎型（A）或非粉碎型（B）。

患者的检查

病史和临床体检

和其他任何损伤一样，病史可以提供与损伤机制相关的重要细节，从而提醒我们考虑是否可能存在合并损伤、判断致伤暴力（高能量还是低能量）以及受伤时身体和患肢所处的位置（屈肘或伸肘、前臂旋后或旋前）有助于明确损伤类型。关注患者所处的年龄段、合并的疾病，以及既往的外伤与手术史也很重要。

详细询问病史之后，应进行仔细的体格检查。肘部和腕部视诊可以发现挫伤、炎症反应以及畸形的部位。对韧带附丽点的触诊有助于发现合并损伤。外上髁部位的局部压痛或旋后肌嵴的区域压痛提示可能存在外侧尺骨副韧带的损伤。内上髁前下方或高耸结节部位压痛则提示有内侧副韧带的损伤。

一般来说，因为患者肘部的肿胀、僵硬和疼痛，很难在急性期进行确定性的不稳定试验检查。然而对于韧带还是应该进行比较轻柔的稳定性评估。这些评估包括外翻和内翻不稳定、后外侧旋转不稳定（PLRI）和后内侧不稳定（PMRI）。

对于桡骨头骨折病例，判断有无合并内侧副韧带（MCL）损伤、肘关节和前臂活动时是否存在阻挡非常重要。对前臂、腕关节，特别是下尺桡关节（DRUJ）的评估对于排除前臂骨间膜和 DRUJ 不稳定也非常重要。DRUJ 的压痛或不稳定应怀疑是否存在Essex-Lopresti 损伤[12]。

肘关节周围的任何类型损伤都应该进行仔细的神经血管检查。尽管肘关节脱位合并神经损伤非常罕见，但依然有多达 20% 的患者在伤后 2 年之内出现尺神经症状[13]。因此，做一个全面的基础检查很重要。

影像学

患肘的影像学检查应从正侧位和斜位 X线平片开始。斜位片对于发现合并损伤，比如累及韧带的小的骨性撕脱有所帮助。应该非常仔细地阅读平片，不放过任何骨性解剖以及肱尺肱桡关节对线和匹配上的异常。

对于合并腕关节症状的患者，需要对腕关节和 DRUJ 行适当的拍片检查。对有些病例还需要拍摄对侧肢体作为对比。

一旦骨折诊断明确，CT 检查有助于进一步了解骨折的特征，为术前计划、入路选择以及确定内固定物类型提供有价值的信息。关节的细微不匹配有助于对韧带损伤和不稳定类型的诊断。

磁共振成像很少需要用到，但仍然可以帮助判明是否合并软组织损伤，除了骨挫伤之外，还可以用来评估软骨的损伤情况和游离体的存在。

单纯肘关节脱位

单纯肘关节脱位指的是脱位不合并骨折。肘关节脱位每年的发生率为 6/100000，仅次于肩关节脱位[14]。多数肘关节脱位为后外侧脱位或直接后方脱位。对于这种情况，及时复位很重要，患者早期制动时间应在 2 周之内，以避免关节挛缩导致更糟糕的结果[15]。

肘关节一旦获得复位，应检查其稳定性。检查方法是将肘关节自完全屈曲复位的位置上逐渐伸直。在肘关节被动伸直的过程中，当发现肘关节变得不稳定时由检查者确定肘关节屈曲的度数。这项检查应该在旋前、中立以及旋后位分别进行，以评估前臂旋转对于肘关节稳定性的影响。如果肘关节在复位以后完全稳定，则只需要休息很短的一段时间（大约一周），然后开始进行早期的肘关节屈伸活动练习。

如果肘关节伸直到 30°~45° 时尚稳定，则制动时将前臂放置在最稳定的位置上，通常是旋前位，同时肘关节屈曲 90°。对于这样的患者，伤后 7~10 天可以开始关节屈伸活动练习，但是伸肘活动要限制在稳定的范围之内。对伸肘的限制要在治疗师的监督之下以每周 10°~15° 的速度逐渐放宽。最初 6 周内前臂旋转功能的练习只能在肘关节屈曲的时候进行。

对于不稳定的肘关节脱位，即屈肘 30°~45° 时仍然脱位的病例，建议行手术治疗。手术方案通常包括切开修复外侧副韧带（LCL）和伸肌总腱附丽点。然后于术中再次评估肘关节稳定性。如果依然不稳定，则 MCL 与屈肌及旋前圆肌的附丽点也要修复。对于罕见的持续不稳定患者，建议以临时的静态或动态外固定架固定 3~4 周。术后建议在稳定性安全的范围内早期进行关节活动练习。伸肘限制以每周 10°~15° 的速度逐渐放宽。6 周以内前臂的旋转只允许在肘关节屈曲大于 90° 的位置下进行练习。

单独的桡骨头骨折

治疗适应证

决定是否对桡骨头骨折进行手术治疗取决于几个因素，包括桡骨头受累的范围、移位程度以及是否存在活动中的阻挡。对于 Mason I 型骨折而言，一般都不会有活动中的阻挡。这类骨折可以采取非手术治疗，早

期即可进行关节活动练习。

对于 Mason II 型骨折，治疗决策取决于是否存在活动中的阻挡、骨块的大小以及移位的程度。如果患者存在肘关节或前臂活动中的阻挡，则建议手术治疗。桡骨头部分关节面的移位骨折（Mason II 型）如果不阻碍活动的话，我们会选择非手术治疗。目前还没有将手术与非手术治疗进行比较的随机对照研究。如果选择了非手术治疗，可以早期开始进行关节活动的练习。如果对是否存在活动中的阻挡有任何疑问，可行肘关节 CT 检查，检查要分别在前臂最大旋后和最大旋前位进行，用以判别是否存在机械性阻挡。

Mason III 型桡骨头骨折通常都采取手术治疗，需要在切开复位内固定（ORIF）、桡骨头切除以及桡骨头置换之间做出抉择。在我们的工作中，如果骨折不适合进行固定，我们更倾向于行桡骨头置换而非桡骨头切除。总体而言，骨折如果有超过三个关节面的骨块，桡骨头置换能获得更好的结果[16]。

对于单独的桡骨头粉碎骨折来说，桡骨头切除也是选择之一。桡骨头切除后很多 X 线片上都会显示出关节炎的表现，但临床症状差异很大[17-20]。多数移位的桡骨头粉碎骨折并非单独发生，是桡骨头切除的禁忌证[2]。

骨块切除只在骨块较小、无法固定，且切除后遗留的缺损不涉及上尺桡关节（PRUJ），不会导致对前臂旋转活动的阻挡时采用。图 5.2 概括了我们对于桡骨头骨折治疗思路的框架。

建议的手术入路

手术入路的选择需要考虑骨折的位置以

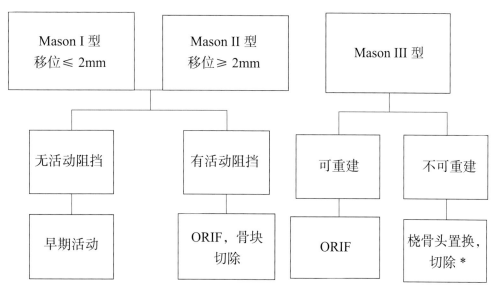

* 只在 MCL 完整时可施行

图 5.2 桡骨头骨折的治疗思路

及 LCL 是否完整。患者取仰卧位，患侧肩胛骨下垫高，将患肢置于胸前。使用无菌止血带以便于上肢的消毒和铺单。做皮肤切口之前，要在麻醉下再次评估肘关节不稳定及侧副韧带损伤的情况。对于单独的桡骨头骨折，一个外侧皮肤切口便足够了。然而，作者们通常建议采用一个后方切口，因为它可以显露肘关节的两侧。后方的皮肤切口也被证明可以最好地保护肘关节周围的皮神经[21]。

桡骨头的部分关节面骨折通常会累及桡骨头前外侧。在典型的前外侧骨块且 LCL 完整的情况下，建议采用劈开指总伸肌（EDC）的前外侧入路。此入路位于 LCL 起点的前方，可以使骨折获得良好的显露，便于对其进行复位和固定。如果术中检查怀疑存在 LCL 损伤，则采用 Kocher 入路，该入路在使骨折端获得极佳视野的同时，还很适合进行 LCL 的修复。

手术技术

随着骨折固定和桡骨头置换技术的提高，我们已经很少实施桡骨头切除术了。在手术中，所有桡骨头骨折都应该评估行 ORIF 的可能性。如果确信无法修复，再考虑行桡骨头置换或切除。内固定物一般使用无头加压螺钉或低切迹小直径（1.5~2.4mm）螺钉，以便螺钉帽能够埋头于软骨面以下。骨折如果显著累及桡骨颈或比较粉碎则采用接骨板固定更为有益（图 5.3）。对于这种骨折，桡骨头接骨板必须按 Smith 和 Hotchkiss 所描述的放置于"安全区"[21]，以最大程度减少其对旋转活动的妨碍。桡骨头的这一非关节区域通常呈现出软骨面较窄且颜色发灰的特点。安全区指的是当前臂位于旋转中立位时，以桡骨头正外侧为标记，其前方

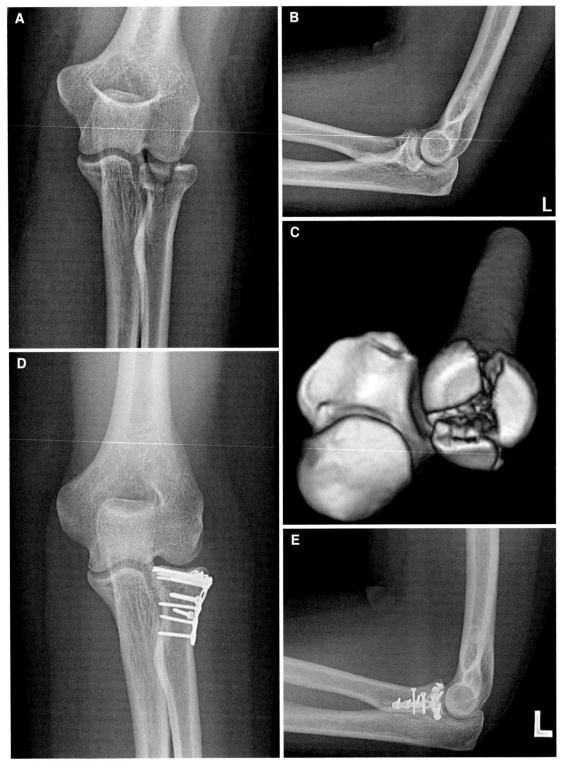

图 5.3　左侧桡骨头粉碎骨折　A~C. CT 三维重建显示有三个较大骨块。D~E. 复位并以拉力螺钉固定桡骨颈骨折线后，桡骨头骨折采用低切迹接骨板放置于"安全区"治疗

65°至后方45°之间的区域（图5.4）。

对于考虑施行桡骨头切除的病例，确保前臂不存在纵向不稳定以及肘关节内侧副韧

带完整至关重要。Smith等所描述的桡骨牵拉试验可用来检查前臂纵向不稳定[23]。这是一项术中试验，需要直视近端桡骨干。将肩关节外展90°并充分内旋，肘关节屈曲90°并置于前臂旋转中立位，用一把骨折复位钳夹持近端桡骨干，以大约20lb（1lb=0.45kg）的力纵向牵拉。施加外力之前、之中以及之后分别获取腕关节的透视图像。若桡骨向近端移位大于或等于3mm或尺骨变异增大，即可做出骨间膜撕裂的诊断。

对于桡骨头严重粉碎且骨质较差的病例，应考虑行桡骨头置换术。Ring等人提出了如果桡骨头骨块超过三块，则ORIF的结果会比较差。骨折块的数目可以作为参考指标，帮助术者决定是否行桡骨头置换术；但是，每例骨折都需要单独评估，患者的年龄因素和活动水平也应该予以考虑[16]。

当决定行桡骨头置换术时，选择合适大小的桡骨头假体非常关键。应该将较大的骨折块收集并拼合在一起作为模板以确定桡骨头的直径及高度（图5.5）[24]。确定桡骨头的正确高度至关重要。桡骨头的高度可以通过测量从关节面到骨折线的距离来确定。如果桡骨头高度过高或过低，则会分别增加关节早期磨损退变或不稳定的风险[25]。为确保桡骨头假体的高度合适，可以应用某些参照点。我们用来确定桡骨头假体正确高度的两个主要参照点是小乙状切迹和冠状突的外侧缘[26,27]。这些参照点对于帮助选择合适高度的假体很重要，尤其是当桡骨头极其粉碎，无法用以测量准确高度的时候。重要的在于分别确定桡骨头和桡骨颈的尺寸，并且使用可以进行相应调整的组配式桡骨头假体系统。

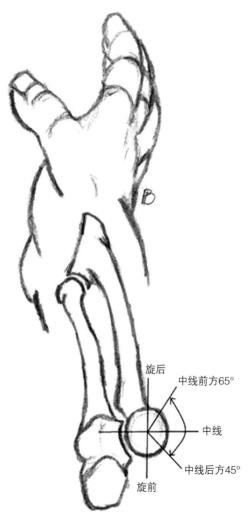

图5.4　"安全区"是指位于桡骨头上，在前臂旋转全程中都不与尺骨的小乙状切迹接触并形成关节的区域。按照Smith和Hotchkiss的描述，在前臂旋转中立位、完全旋后位以及完全旋前位时分别于桡骨头最外侧缘做标记。安全区的范围大约为中立位标记前65°至中立位标记后45°。这一区域通常都存在个体化差异，因为每个患者总的旋转活动弧度并不相同。骨折固定后评估旋转活动很重要，哪怕内固定物是放置在安全区范围内也要确保在旋转活动时不存在阻挡。

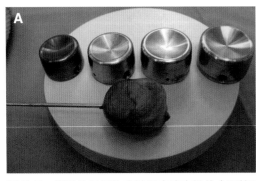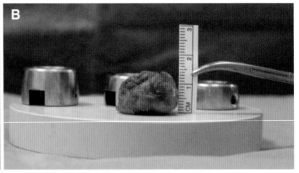

图5.5　桡骨头骨折块应被用来确定假体合适的尺寸　A. 直径；B. 高度

用小乙状切迹的上缘作为桡骨头假体上缘的标志，以小乙状切迹的宽度作为桡骨头假体的高度在手术中是很有帮助的[26]。此外，术中如果能够直视肱尺关节外侧间隙张开则表明桡骨的长度过长或肱桡关节过度填充[28]。

X 线影像对于判断桡骨头过高可能也有帮助。通常情况下，构成内侧肱尺关节间隙的两条线应该是平行的，影像学显示该关节间隙增宽是桡骨头假体显著过高的征象。而外侧肱尺关节增宽则不应被当作假体过高的标志，因为有研究表明关节软骨的厚度是多变的[29]。最后，对于评估因桡骨头假体尺寸不合适导致的关节半脱位和不匹配，拍摄对侧肘关节正位 X 线片可以提供有用的参照。

结果和并发症

损伤的形式、合并损伤情况、桡骨头骨折的类型、手术治疗方式以及术后护理措施都会影响到临床结果。总体而言，比较简单的骨折类型，比如 Mason I 型或累及桡骨头边缘且不合并韧带损伤的 II 型骨折预后最佳。为了获得成功的治疗结果，患者早期就诊并且尽可能早地开始活动至关重要。

与桡骨头骨折相关的并发症包括关节僵硬、创伤后关节炎、骨折不愈合、骨坏死、

异位骨化和关节不稳定。与桡骨头骨折手术治疗相关的额外风险包括感染、骨间后神经（PIN）麻痹、假体并发症以及异位骨化形成的风险增高。

桡骨头切除已被证明会对肘关节的运动产生不利影响[30]。如果合并 MCL 损伤，则桡骨头切除术是禁忌。然而，对于 MCL 完整的行桡骨头切除的病例，Antuna 及同事已经证实尽管远期都会出现关节炎改变，但在年轻患者中能够获得长期的良好功能和疼痛缓解[31]。与桡骨头切除相比，ORIF 已被证明能够在远期获得更好的功能和影像学结果[32]。Ring 等人则证明桡骨头骨折块超过三块时桡骨头置换术的功能结果要优于 ORIF[16]。

单独的鹰嘴骨折

治疗适应证

多数移位的鹰嘴骨折需要手术治疗，因其是关节内骨折，并且使伸肘装置的连续性自尺骨上中断。非手术治疗适用于骨折无移位或者患者病情危重的情况。

随着低切迹解剖型接骨板的应用，张力带固定目前已较少使用。但是，对于不粉碎

的近端横行骨折，张力带固定是一种很好的选择，并且比接骨板固定要便宜很多，尽管内固定物引起的刺激症状和取出率会有所增加[33]。另一方面，对于斜行、粉碎以及骨质疏松鹰嘴骨折的治疗则建议行切开复位接骨板内固定。尽管价格昂贵，但解剖锁定加压接骨板应用于骨质疏松的病例还是大有裨益的。

建议的手术入路

鹰嘴骨折可以通过经鹰嘴及尺骨近端的后方切口来显露。尺神经必须予以保护。在这种手术中我们常规不游离或前置尺神经。但是，对于累及尺骨内侧或冠状突前内侧的复杂粉碎骨折，为获得良好的显露，常常需要松解并游离尺神经。

手术技术

选择行张力带内固定时，使用两根0.0625英寸（约 1.6mm）克氏针自近端背侧向前方皮质方向平行置入。张力带钢丝经尺骨近端背侧的钻孔插入。骨折端至钻孔之间的距离应与骨折端至鹰嘴尖的距离相等。钢丝以"8"字构型跨越骨折端。两侧的钢丝应该同时以同等张力拉紧，以使骨折端达到平衡加压。将克氏针稍向回拔出，折弯后剪短，再轻轻敲入至肱三头肌腱深方，并使其穿过前方皮质（图 5.6）。

采用接骨板固定时，使用锁定螺钉对于骨质疏松的骨骼是有好处的，但对于年轻患者较为健康的骨骼来说则不需使用。

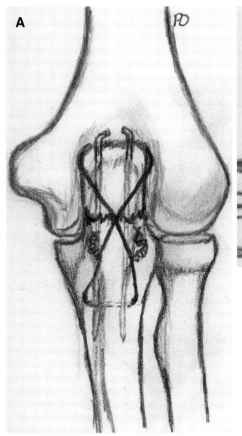

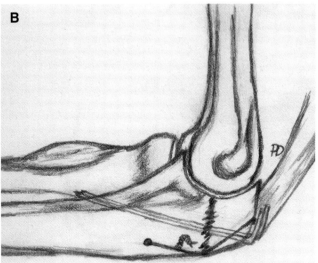

图 5.6 张力带的构型 A. 注意张力带钢丝跨越骨折端的方式，钢丝应该两侧同等拉紧；B. 穿透前方骨皮质的克氏针的正确置入位置

对于不粉碎的骨折，我们喜欢采用的技术是先复位骨折，然后以克氏针临时固定。接骨板应仔细塑形，尽可能与尺骨的形态相贴合，包括要特别留意塑形出尺骨近端背侧的角度[34]。为了将接骨板直接放置在鹰嘴上，尽量减少接骨板的突出，需要将肱三头肌全层劈开。首先对接骨板的远端进行固定，可以使用加压孔带动接骨板更加贴近鹰嘴尖端。此时近骨折端可以多枚不跨越骨折端的螺钉固定。这些螺钉应采用单皮质固定，但为了使骨折近端的固定效果更好，螺钉长度应尽可能长。近端固定完成以后，远端螺钉可用来加压相应的骨折端。最后，打入最近端的轴向螺钉，该螺钉自鹰嘴尖拧入，跨越骨折端，并进入尺骨骨干前方皮质。在手术的最后，要轻柔地屈伸活动肘关节，确保没有因为螺钉突入肱尺关节造成的研磨感，同时旋转活动也不会因为螺钉打入上尺桡关节或桡骨干而受到阻碍。影像对于证明螺钉位置置入合适非常重要。鉴于关节面的复杂形态，斜位图像和动态透视对于确保所有螺钉的长度都合适且都位于关节之外是必要的。

对于粉碎骨折病例，为维持关节面的平整匹配，应选择桥接接骨板固定而非加压接骨板固定。无法用螺钉把持的小的关节面骨块可用细的螺纹克氏针固定（图 5.7）。在骨质疏松或感觉近端鹰嘴骨块固定不够可靠时，可采用肱三头肌减张缝合将肱三头肌腱固定于接骨板上，以降低近端鹰嘴骨折块上的张力[35]。

如果骨折过于粉碎，无法进行任何形式的固定，则可行粉碎骨块切除、肱三头肌止点推进术。这种方法对于功能需求低、骨折被认为无法修复的老年粉碎骨折患者是可行的[36]。结果已经证明，对于合适的患者而言，这种方法能够获得优良的治疗结果[37,38]。这种手术在合并韧带损伤和肘关节不稳定的患者中是禁忌。生物力学研究表明，随着鹰嘴切除范围的逐渐扩大，肘关节成角和旋转不稳定性也逐渐增加。因此，骨块切除的范围应该尽量保持到最小[39]。

结果和并发症

无论采取何种固定方式，鹰嘴骨折固定后的功能结果都可以达到优良[40]。移位鹰嘴骨折接骨板内固定能够获得良好的功能结果，同时并发症率还很低[41]。关节面的完整程度和关节面复位的准确性对于降低早期关节炎改变的发生率能起到很重要的作用[42]。

与鹰嘴骨折 ORIF 治疗相关的主要并发症是内固定物引起的症状[43]。这种情况常需要在骨折愈合以后取出内固定物才能缓解。感染和伤口裂开是通常要担心的情况，尤其对于皮肤脆弱、皮下组织菲薄的老年患者而言。肘关节僵硬是这种损伤的另一个并发症，与持续时间较长的制动有关。但是在简单的鹰嘴骨折病例中，活动范围的损失通常都很小。医源性骨间前神经损伤在使用张力带固定的病例中已有报道，与克氏针穿出尺骨前方皮质过长有关[44]。鹰嘴骨折不愈合的发生率为 1%~5%[45]。就骨折不愈合而言，建议在术前对危险因素进行纠正，比如戒烟、控制血糖、适当节食[46]。一些因素可能导致鹰嘴骨折容易发生不愈合，比如骨折端缺少加压、感染、骨质缺损、固定不可

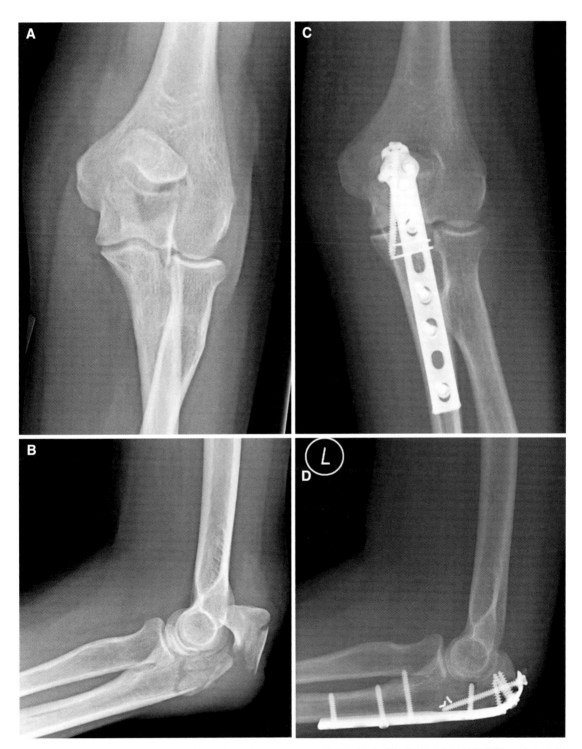

图 5.7　粉碎的鹰嘴骨折　A、B. 接骨板固定。C、D. 一块低切迹鹰嘴接骨板用来桥接骨折端。注意中间的小骨块因为无法用接骨板和螺钉固定，因而术中使用了螺纹克氏针。此外，还可以使用第二块接骨板沿着内侧或外侧皮质与第一块相垂直放置

靠以及肘关节过度屈伸活动。

骨折脱位

恐怖三联征

治疗适应证

Hotchkiss 为"恐怖三联征"命名的原因是由于这种损伤的预后很差。这种损伤包含了肘关节脱位以及伴发的桡骨头和冠状突骨折。多数恐怖三联征损伤是由于肘关节受到间接暴力后导致的后外侧脱位。恐怖三联征最常见的损伤机制是前臂旋后位时肘关节受到外翻轴向外力[47,48]。仔细询问病史对于理解损伤机制以及帮助指导进一步的检查至关重要。术前 CT 扫描可以帮助医生决定手术入路和固定方式。

多数恐怖三联征损伤需要手术治疗。骨折块较小且无移位的桡骨头骨折（在恐怖三联征损伤中并不常见）可以采取非手术治疗。在恐怖三联征损伤中，肱桡关节的接触必须恢复，以便帮助肘关节维持稳定性并保护修复的韧带。在这类损伤中，因其存在明显的韧带和软组织损伤，所以桡骨头切除是禁忌。

小的冠状突尖端骨折可采取非手术治疗，其他情况则有手术指征。在桡骨头和冠状突骨折都得到处理以后，即可修复外侧尺骨副韧带和伸肌总腱的起点。此时多数肘关节便已恢复稳定性。但如果关节依然不稳定，则应该显露肘关节内侧，修复 MCL 和屈肌总腱 - 旋前圆肌的起点。在极少数情况下，肘关节仍然不稳定，此时则建议行静态

或动态外固定架固定。图 5.8 为恐怖三联征损伤的手术治疗思路概括。

建议的手术入路

我们建议的手术切口是通用的后方切口。对于恐怖三联征损伤来说，首先显露肘关节的外侧。外侧副韧带通常与伸肌装置一起自附丽点撕脱。能够辨认出 McKee 等人所描述的 LCL 损伤的六种不同类型非常重要[49]，最常见的是韧带从其近端起点处撕脱。如果决定进行桡骨头置换术，则可行桡骨颈截骨以进一步改善从外侧对冠状突骨折的显露。在有桡骨头置换指征的情况下，冠状突通常都可以经骨折或截骨部位进行固定。对于冠状突的显露还可以通过经 LCL 损伤处张开肘关节来进一步改善。但是，在极少数病例中，为了充分显露或固定冠状突骨折，还需要另取内侧入路。如果骨折累及冠状突前内侧面或高耸结节，则建议另取内侧入路。

手术技术

一般来说，肘关节恐怖三联征损伤中需要固定的冠状突骨折（骨折累及冠状突超过10%）可在骨折复位后以经骨隧道缝合技术或逆行螺钉固定。对于更小的尖端骨折，可以使用结实牢固的缝线经尺骨皮下缘的骨隧道缝住并复位骨块（图 5.9）。对于较大的冠状突骨折，将骨块复位后以导针固定，随后再更换为自尺骨皮下缘拧入的空心钉。在某些病例中，还有必要使用支撑接骨板来帮助复位骨折并维持冠状突骨块的位置。

在处理完冠状突和桡骨头骨折以后，关注的重点应该转向 LCL。LCL 的修复应使用结实的不可吸收缝线，通过经骨缝合技术或

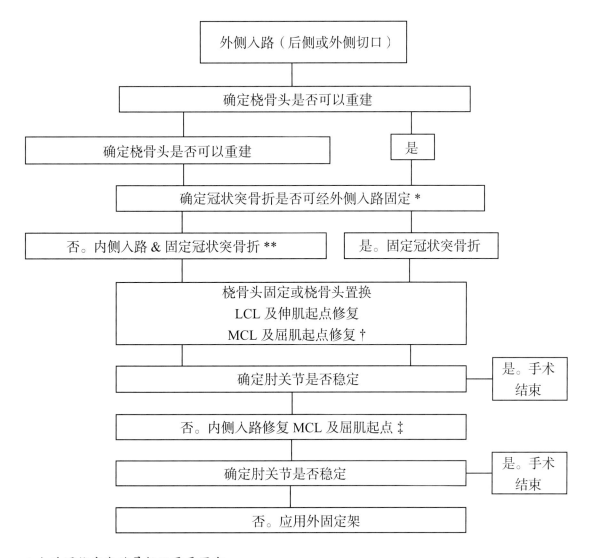

* 小的冠状突尖端骨折不需要固定
** 可使用同一个后方切口，如果采用的是外侧切口，则另做内侧切口
† 只在已经做过内侧入路固定冠状突骨折的时候
‡ 如果通过内侧入路固定了冠状突骨折，则这一步也已经完成了

图 5.8 恐怖三联征治疗思路

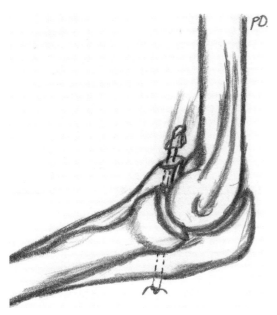

图 5.9 骨隧道缝合技术 通过缝合骨块以及其上附着的部分前关节囊来辅助复位并固定小的冠状突尖端/粉碎骨折

缝合锚将其缝回其起始处的等长点。当采用经骨缝合技术时，缝线可跨越小接骨板表面打结，以防止其自骨内豁出。需要注意避免在修复 LCL 时张力过紧，尤其是在合并 MCL 损伤的情况下[50]。外侧入路的最后步骤是将伸肌装置修复于肱骨髁上嵴（图 5.10）。

在修复冠状突、桡骨头和 LCL 之后，应在透视下将前臂分别置于中立位、旋前位以及旋后位检查肘关节的稳定性。如果肘关节至屈曲 30° 时依然稳定，则不需要修复 MCL。否则应以经骨修复技术将 MCL 缝合于肱骨内上髁基底前下方的起点处。手术过程中，尺神经必须予以辨认并保护，但很少需要进行神经前移。在处理完内外两侧之后肘关节依然不稳定的情况非常少见。如果出现这样的情况，则应使用外固定架。

结果和并发症

尽管在早期报道中，肘关节恐怖三联征的预后都很差，但经过适当的治疗以后，最终结果还是相当不错的[13,51-53]。在一项多中心研究中，36 例恐怖三联征损伤患者接受了治疗，平均随访时间为 34 个月，结果表明肘关节屈伸活动范围可达到 112° ± 11°，前臂旋转活动范围可达到 136° ± 16°。根据 MEPS 评分，15 例结果为优，13 例为良，7 例中等，1 例为差。8 例患者（22%）需行翻修手术（2 例骨桥形成，1 例肘关节不稳定复发，4 例挛缩松解及内植物取出，1 例伤口感染）[53]。

同样，Pugh 和 McKee 也报道了相近的结果，屈伸活动范围为 115°，旋转活动范围为 135°。他们证实了活动范围损失约 20% 与治疗延迟和需行翻修手术相关。15%~25% 的患者需要接受翻修手术[52]。

需行翻修手术的常见并发症包括肘关节不稳定、畸形愈合、不愈合、感染、内植物问题、挛缩、伤口裂开、异位骨化以及尺神经症状[13,52-54]。

前内侧冠状突骨折脱位

治疗适应证

生物力学研究结果已经证实了冠状突前内侧关节面对于肘关节内翻和后内侧稳定性的重要性[55]。这部分关节面易受损伤是因其 58% 位于尺骨近端干骺端的支撑范围之外[56]。前内侧关节面损伤容易被忽视，因为在平片上骨折块可能会很小并且与其他组织相互重叠。侧位片上出现双新月征应怀疑

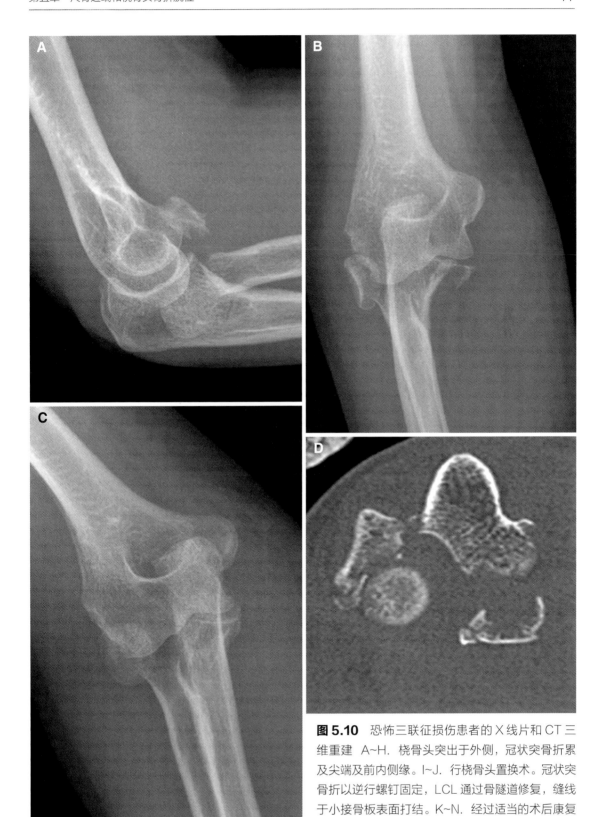

图 5.10 恐怖三联征损伤患者的 X 线片和 CT 三维重建 A~H. 桡骨头突出于外侧，冠状突骨折累及尖端及前内侧缘。I~J. 行桡骨头置换术。冠状突骨折以逆行螺钉固定，LCL 通过骨隧道修复，缝线于小接骨板表面打结。K~N. 经过适当的术后康复训练，患者恢复了很好的关节活动范围和功能

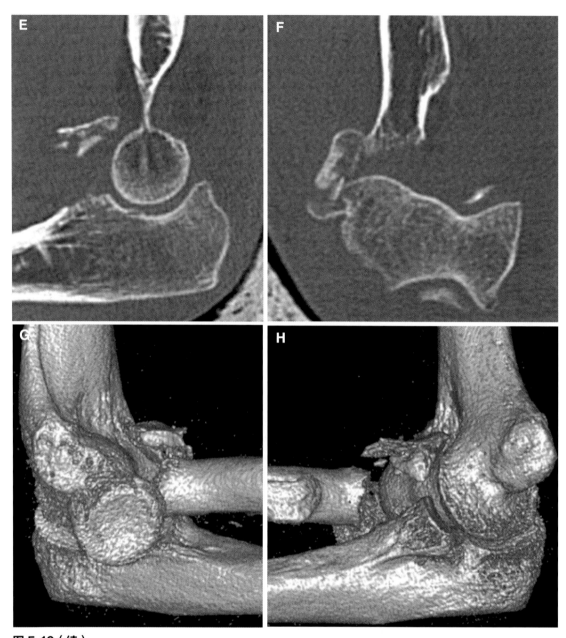

图 5.10（续）

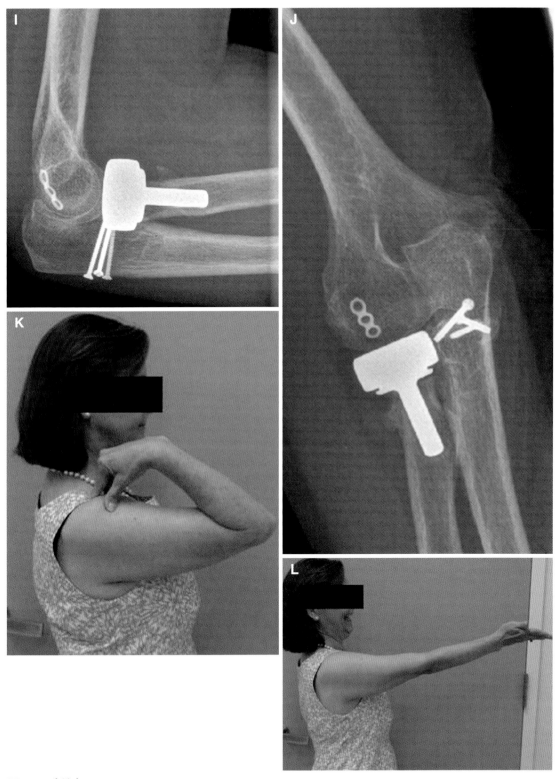

图 5.10（续）

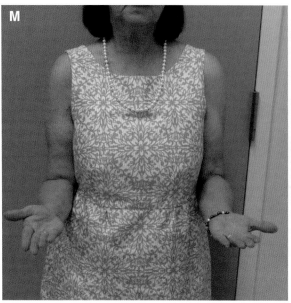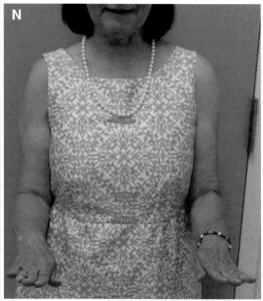

图 5.10（续）

有冠状突前内侧关节面的骨折[57,58]。如果在X线片上怀疑有冠状突骨折，可行CT扫描以便更好地评估伤情。

前内侧关节面骨折与MCL后束、LCL以及其他外侧软组织稳定结构的损伤相关。这些损伤会造成肱尺关节后内侧旋转不稳定和内翻半脱位，导致肱尺关节生物力学关系异常以及关节迅速出现退行性改变[59]。

有几组病例已经证实了冠状突前内侧关节面骨折的早期发现和手术治疗能够带来好处[59-61]。在我们的工作中，这类骨折通常都采取手术固定，而如果存在经常与这类骨折同时出现的LCL损伤，则应一同修复。早期保护下的关节屈伸活动练习当然是最好的，但并不总能实现。如果冠状突骨折过于粉碎难以固定，则可先将肘关节复位，修复LCL，然后则应考虑使用外固定架（铰链或非铰链）。

建议的手术入路

通常采用后方切口以减少对表浅神经的损伤[21]。肘关节内外侧均可通过此切口获得显露。不过，也同样可以采用内外侧双切口。

手术技术

应用后方切口，首先显露内侧的冠状突骨折。全层掀开内侧的皮肤筋膜瓣，松解尺神经并轻柔游离，随后经尺神经的深方显露冠状突。此入路可充分显露冠状突前内侧和高耸结节。为改善显露可自肱骨内上髁上部分剥离屈肌-旋前圆肌的附丽。

冠状突一经显露，即可用复位钳和细克氏针复位并稳定骨折。可以使用支撑接骨板固定冠状突骨块。解剖型或可塑形的接骨板（1.5~2.0mm）也可用于固定前内侧关节面骨块（图5.11）。

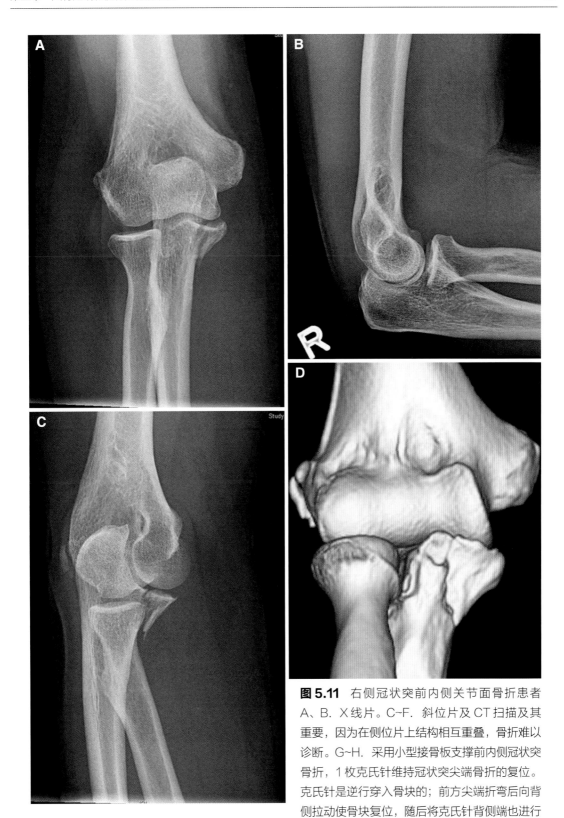

图 5.11　右侧冠状突前内侧关节面骨折患者
A、B．X 线片。C~F．斜位片及 CT 扫描及其
重要，因为在侧位片上结构相互重叠，骨折难以
诊断。G~H．采用小型接骨板支撑前内侧冠状突
骨折，1 枚克氏针维持冠状突尖端骨折的复位。
克氏针是逆行穿入骨块的；前方尖端折弯后向背
侧拉动使骨块复位，随后将克氏针背侧端也进行
折弯以维持复位。缝合锚用来修复 LCL。

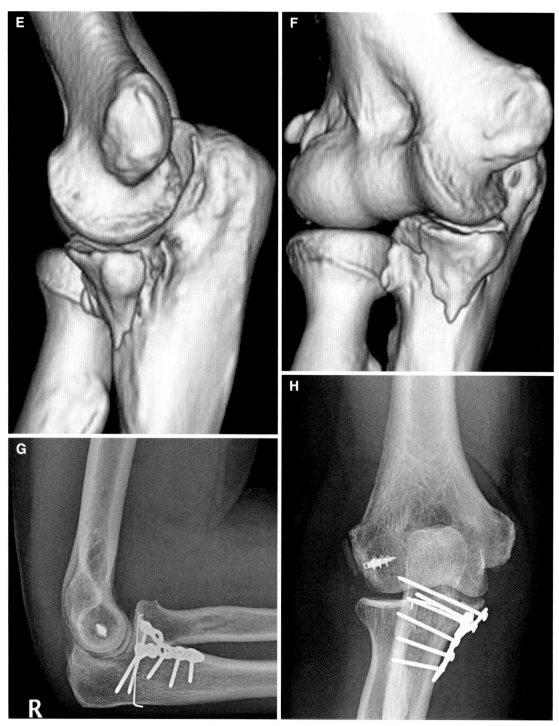

图 5.11（续）

冠状突骨折固定完成以后，可以开始处理外侧损伤。全层掀开外侧皮肤筋膜瓣。应用 Kocher 入路修复 LCL。如果同时存在伸肌起点损伤则也应一并修复。在极少数情况下，当冠状突获得牢固固定之后，LCL 损伤也可采取非手术治疗。

如果冠状突骨块过于粉碎，无法使用螺钉固定，可用细螺纹克氏针固定骨块。在这种冠状突固定比较薄弱的情况下，我们建议使用外固定架维持肘关节的稳定性，以使 LCL 和骨折块得以愈合。

结果和并发症

前内侧冠状突骨折 - 脱位可以导致肘关节后内侧旋转不稳定。如果冠状突前内侧骨折没有被早期发现和适当处理，肘关节便会出现不稳定，并可能早期发展为关节炎。关于这类损伤非手术和手术治疗结果的报道非常少。Doornberg 和 Ring 报道，18 例前内侧关节面骨折的患者，9 例采用接骨板固定，1 例螺钉固定，1 例缝合固定，7 例非手术治疗。这些患者的平均随访时间为 26 个月。18 例中的 6 例患者骨折在对线不良、肱尺关节内翻的位置上愈合，最终出现关节炎表现，治疗结果不佳。这 6 例患者中，4 例来自非手术治疗组，2 例发生了前内侧关节面骨块的复位丢失。其余患者结果均为优良。该研究凸显了冠状突前内侧关节面对于肘关节功能和稳定的重要性，也证实了这类骨折应该采取手术治疗[59]。

孟氏损伤

治疗适应证

孟氏骨折最初命名的时候是用来描述尺骨近端骨折合并桡骨头前脱位的。Bado 根据桡骨头脱位的方向将孟氏损伤分为四型[62]。Jupiter 等人根据尺骨骨折的位置又将向后孟氏损伤进一步分为 A~D 四型：A 型累及冠状突和鹰嘴远端；B 型在更远的干骺端与骨干交界处；C 型累及骨干；D 型则涉及整个尺骨近端的 1/3~1/2[63]。

在儿童中可见的不完全孟氏骨折以及塑性变形可以成功地采用闭合复位和制动进行治疗。然而，这类损伤不会发生在成年人中，任何孟氏损伤的类型都会伴随骨皮质的完全断裂，此时最好采用手术治疗。

一般来说，尺骨骨折一旦获得解剖复位，桡骨头也会随之复位。如果骨折复位以后桡骨头依然处于脱位位置，医生应该评估尺骨复位的准确性。在尺骨骨折获得解剖复位并固定以后，应评估肘关节的稳定性。如果肘关节在极度旋后或内翻应力下依然不稳定，则应修复 LCL 和环状韧带。术后肘关节的主动屈伸活动训练要在前臂旋前位进行，以便保护外侧修复过的结构。在最初的 6 周内，前臂旋转活动只允许在肘关节屈曲超过 90° 时进行。

建议的手术入路

桡骨头成功复位的关键在于尺骨骨折的解剖复位和稳定固定。这类骨折可沿尺骨后方皮下缘进行显露。通过最低限度的骨膜剥离来辨认并显露骨折，以保护骨折端的血供。但是，这种保护不能以牺牲对骨折端的显露来换取，因为在这种损伤的治疗中解剖复位至关重要。如果存在冠状突骨折的话，将尺侧腕屈肌（FCU）自尺骨近端内侧皮质上剥离即可获得显露。

手术技术

我们喜欢让患者取侧卧位，将患侧上肢安置于肘关节定位托上；不过仰卧位将患肢置于胸前也同样有效。如果存在桡骨头骨折，可采用 Boyd 入路自尺骨近端掀起肘肌，经鹰嘴或尺骨近端骨折端进行处理。因此，在处理完桡骨头骨折之前先不要固定尺骨。一旦尺骨骨折端合拢，这条能够处理桡骨头的通路就会受到限制。桡骨头固定或置换会帮助稳定肘关节外侧，使得尺骨骨折更容易处理。但如果尺骨骨折累及上尺桡关节，或桡骨头的高度无法准确判定的话，则最好先固定尺骨骨折，然后再另取入路处理桡骨头。

如果合并冠状突骨折，则下一步通常是在固定尺骨之前显露冠状突。尺骨的骨折端能够使冠状突骨块的显露更加容易。骨块可以采用螺钉固定，对于小的关节面骨块，也可以采用关节下的螺纹克氏针固定。冠状突骨折一经固定，则可开始处理尺骨骨折。我们喜欢使用低切迹解剖型接骨板。1/3 管形接骨板或重建接骨板过于薄弱，可能会影响固定效果，尤其是在早期功能锻炼期间。接骨板近端应直接沿肱三头肌腱深方的鹰嘴放置。1.5~2.0mm 系列接骨板可附加在尺骨近端内外侧以确保更小骨块的固定。对于累及高耸结节、旋后肌嵴以及 PRUJ 的骨折予以解剖复位和固定十分重要，因为它们为侧副韧带提供了附丽点（图 5.12）。

骨折固定完成以后，必须检查肘关节的韧带稳定性。Bado II 型骨折常常合并 LCL 损伤。尽管很多孟氏骨折以后韧带通常都是完好无损的，但如果关节有遗留的不稳定存在，则必须予以处理。

术后患者的患肢以长臂掌托固定，肘关节置于中度屈曲位。这种处理的目的在于使切口部位在最小的张力下愈合，同时也避免了伤口受到长臂背托的压迫。伤口一旦愈合，即可去除外固定开始关节活动范围的锻炼。

结果和并发症

根据以前的资料来看，孟氏骨折总体的治疗结果并未令人满意。但是，伴随着手术治疗带来的骨折精确复位和固定，治疗结果已经得到改观。在 1974 年 Bruce 等人的一项研究中，21 例成年孟氏骨折患者中只有 5 例（24%）治疗后结果良好。16 例（76%）的结果为尚可或较差（5 例可，11 例差）[64]。在这项研究中，4 例结果尚可或较差的患者接受的闭合复位治疗，4 例采取了髓内钉治疗。保守治疗的患者中无一例治疗结果良好。

1996 年，Reynolds 等人实施了一项多中心研究，评估了 67 例孟氏骨折患者，所有患者均接受了手术治疗[65]。他们报告 54% 的患者获得了优良结果，而 46% 的患者结果一般或较差。与较差的结果相关的因素为 Bado II 型、IV 型以及鹰嘴骨折（即 Jupiter IIA 型）。10 例患者出现延迟愈合，7 例患者的桡骨头持续性脱位。

2007 年，Konrad 等人报道了 47 例患者长期随访的结果。他们的结果表明 34 例患者（73%）结果优良，只有 4 例患者结果较差。与较差的结果相关的因素是 Bado II 型骨折、Jupiter IIA 型骨折、桡骨头骨折、冠状突骨折以及翻修手术[66]。

这些研究结果表明，随着我们对于孟氏损伤理解的逐渐深入，手术治疗的结果也在

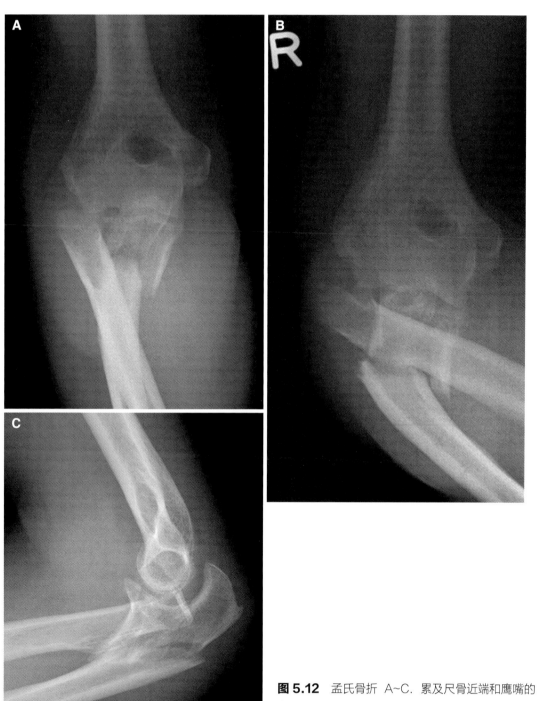

图 5.12 孟氏骨折　A~C. 累及尺骨近端和鹰嘴的向后孟氏骨折脱位；C~E. X 线片和三维 CT 显示了损伤的特点；F~G. 采用三块接骨板固定尺骨近端和鹰嘴骨折，同时进行桡骨头置换术

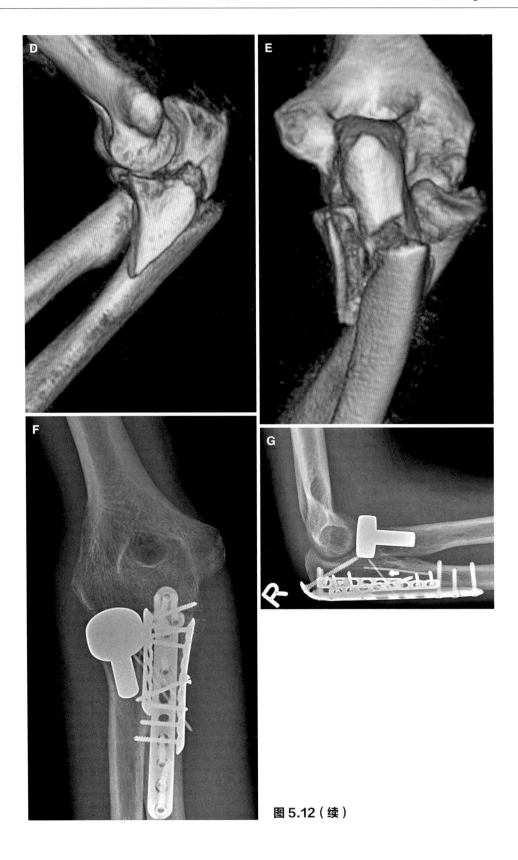

图 5.12（续）

逐步提高。它们还揭示出与这类损伤相关的并发症的复杂性及其高发生率。骨间后神经损伤是孟氏骨折中最常见的神经损伤，而正中神经和尺神经损伤也有报道。这类骨折手术治疗存在发生异位骨化的风险，可能会妨碍肘关节和前臂的活动。畸形愈合最常见于 Bado II 型骨折以及术中未发现前方粉碎的情况下。如果桡骨头遗留有任何半脱位或者脱位的表现，都必须考虑尺骨畸形愈合的问题。

经鹰嘴骨折脱位

治疗适应证

肘关节经鹰嘴骨折脱位（TOFD）包含了尺骨近端 / 鹰嘴骨折、肱尺关节关系破坏以及与之相伴的肱桡关节脱位。与孟氏损伤相比，TOFD 的上尺桡关节（PRUJ）是完好的，但肱尺关节关系是被破坏的。TOFD 可以根据大乙状切迹和尺骨近端干骺端的粉碎程度分为简单和复杂两种类型[67]。这种损伤还可被分为向前和向后两型[68]。向后 TOFD 与向后孟氏损伤具有相似的损伤模式。而向前 TOFD 最常见的损伤机制是摔倒时肘部直接着地，使得肱骨远端撞击并穿过鹰嘴，并非如多数孟氏骨折那样由间接暴力导致。

TOFD 常常合并较大的冠状突骨折（Regan 和 Morrey III 型）、桡骨头骨折，但通常侧副韧带均完好无损[67]。很多 TOFD 都是开放损伤，需要早期清创，如果伤口干净，软组织条件允许，则接下来可行固定。这类复杂的肘关节损伤一般都需要手术治疗，除非患者自身的因素不允许做此选择。所有合适的器械以及外固定架都应在进入手术室之前准备妥当。肘关节 CT 扫描有利于全面了解骨折的特征以及帮助排除其他合并的肘关节骨折。

建议的手术入路

与单纯鹰嘴骨折相似，后方入路也可用于固定 TOFD。如本章前面所述，冠状突的显露可以通过鹰嘴骨折端或者将 FCU 自尺骨近端内侧剥离后形成的内侧窗进行。后者需要对尺神经进行松解并予以保护。桡骨头损伤也可通过鹰嘴骨折端进行处理；此外还可如前所述，另外采取外侧入路。

手术技术

冠状突骨折通过鹰嘴骨折端或内侧入路获得显露。冠状突的固定可采用顺行或逆行螺钉、接骨板或经骨缝合技术。

桡骨头骨折通常可以通过鹰嘴骨折端处理。如果需要行桡骨头置换，重建上尺桡关节可以帮助确定正确的假体尺寸。对于粉碎的桡骨头骨折来说，经鹰嘴骨折端进行切开复位内固定常常比较困难；因此，有必要经外侧切开肱桡关节，尤其是在需要使用桡骨头 / 颈接骨板的情况下。

最后可使用 3.5mm 系列低切迹解剖型接骨板固定鹰嘴骨折。在放置接骨板之前，如果可能的话，任何可以保留的关节面骨块都应予以复位并采用螺纹克氏针或细螺钉固定（图 5.13）。

韧带损伤也有可能伴随 TOFD 发生；因此，必须要在透视下检查评估肘关节的稳定性。

结果和并发症

报道 TOFD 治疗结果的研究凤毛麟角。虽说这种损伤并不常见，但它还是被人与孟氏骨折相混淆了[67]。Ring 等报道了 17 例

作者：Parham Daneshvar, J. Whitcomb Pollock 和 George S. Athwal

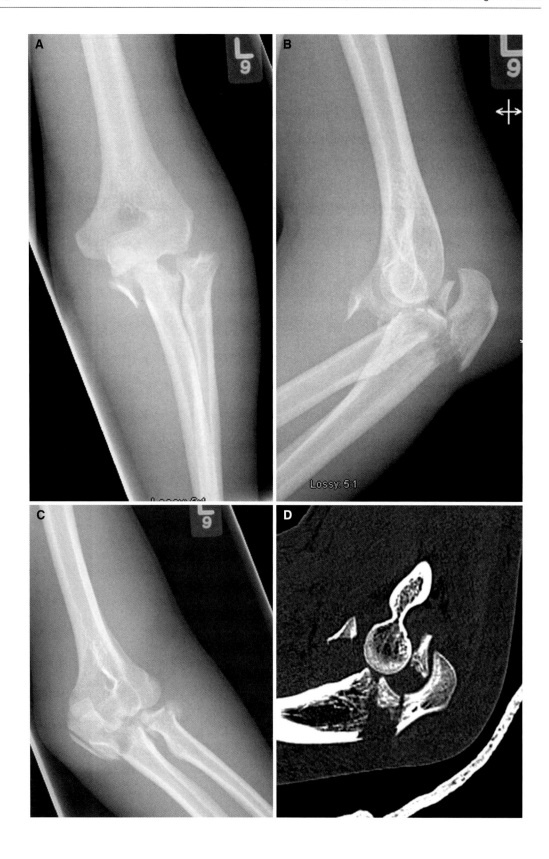

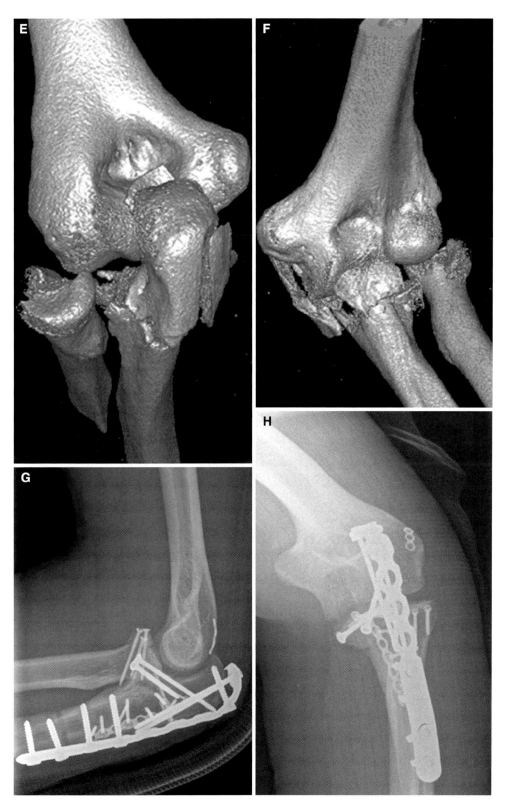

图 5.13　一例左肘关节经鹰嘴骨折脱位的 20 岁男性患者　A~F．X 线片和 CT。注意在此病例中肱尺关节是脱位的，而上尺桡关节是部分完好的。G、H．手术包括固定桡骨头骨折，顺行螺钉及内侧接骨板固定冠状突骨折，3.5mm 系列解剖型接骨板固定鹰嘴骨折，经骨缝合并于小接骨板表面打结修复 LCL

患者平均随访 25 个月的结果，其中 15 例（88%）为优良。3 例患者为简单的鹰嘴斜行骨折，14 例为复杂的粉碎骨折。有较大的冠状突骨块以及滑车切迹高度粉碎的患者，除非得到了良好的复位和固定，否则结果都会更差。手术固定治疗的患者中未见有肘关节不稳定的表现。2 例早期内固定物失效的患者都是使用了 1/3 管形接骨板，也都因此更换了 3.5mm 系列动力加压接骨板。

Mouhsine 等评估了 14 例 TOFD 患者，其中包括 7 例开放骨折。10 例患者为复杂的粉碎鹰嘴骨折，其中还有 5 例合并冠状突骨折。没有任何一例患者表现出肘关节不稳定。经过平均 3.6 年的随访，他们发现 10 例（71%）患者的结果优良，4 例（29%）患者的结果一般或较差。并发症包括早期内固定物失效 3 例、延迟愈合 4 例、异位骨化 1 例以及关节退行性变 4 例[69]。

尽管相关文献很有限，但当滑车切迹和冠状突获得解剖复位和稳定固定之后，TOFD 患者恢复的情况都很不错。

结 论

尺骨近端和桡骨头骨折脱位的治疗涉及对肘关节骨与软组织解剖和病理解剖的透彻理解。病史和体格检查对于确定损伤机制以及判断受损结构至关重要。有必要时，仔细阅读 X 线片以及获取进一步的影像学资料有助于明确骨折特点和损伤类型。治疗的目标包括骨折的准确复位和固定，根据需要修复韧带和软组织，为肘关节提供允许早期活动的固定。尺骨近端和桡骨头骨折脱位的准确诊断、迅速治疗以及康复能够为最佳的治疗结果提供条件。

参考文献

1. Morrey BF. Current concepts in the treatment of fractures of the radial head, the olecranon, and the coronoid. Instr Course Lect. 1995;44:175–85.
2. van Riet RP, et al. Associated injuries complicating radial head fractures: a demographic study. Clin Orthop Relat Res. 2005;441:351–5.
3. Kaas L, et al. The incidence of associated fractures of the upper limb in fractures of the radial head. Strategies Trauma Limb Reconstr. 2008;3(2):71–4.
4. Regan W, Morrey B. Fractures of the coronoid process of the ulna. J Bone Joint Surg Am. 1989;71(9):1348–54.
5. Veillette CJ, Steinmann SP. Olecranon fractures. Orthop Clin North Am. 2008;39(2):229–36, vii.
6. Amis AA, Miller JH. The mechanisms of elbow fractures: an investigation using impact tests in vitro. Injury. 1995;26(3):163–8.
7. Mason ML. Some observations on fractures of the head of the radius with a review of one hundred cases. Br J Surg. 1954;42(172):123–32.
8. Johnston GW. A follow-up of one hundred cases of fracture of the head of the radius with a review of the literature. Ulster Med J. 1962;31:51–6.
9. Broberg MA, Morrey BF. Results of treatment of fracture-dislocations of the elbow. Clin Orthop Relat Res. 1987;216:109–19.
10. Hotchkiss RN. Displaced fractures of the radial head: internal fixation or excision? J Am Acad Orthop Surg. 1997;5(1):1–10.
11. O'Driscoll SW, et al. Diffi cult elbow fractures: pearls and pitfalls. Instr Course Lect. 2003;52:113–34.
12. Essex-Lopresti P. Fractures of the radial head with distal radioulnar dislocation; report of two cases. J Bone Joint Surg Br. 1951;33B(2):244–7.
13. Forthman C, Henket M, Ring DC. Elbow dislocation with intra-articular fracture: the results of operative treatment without repair of the medial collateral ligament. J Hand Surg Am. 2007;32(8):1200–9.
14. Stoneback JW, et al. Incidence of elbow

dislocations in the United States population. J Bone Joint Surg Am. 2012;94(3):240–5.

15. Mehlhoff TL, et al. Simple dislocation of the elbow in the adult. Results after closed treatment. J Bone Joint Surg Am. 1988;70(2):244–9.

16. Ring D, Quintero J, Jupiter JB. Open reduction and internal fixation of fractures of the radial head. J Bone Joint Surg Am. 2002;84-A(10):1811–5.

17. Boulas HJ, Morrey BF. Biomechanical evaluation of the elbow following radial head fracture. Comparison of open reduction and internal fixation vs. excision, silastic replacement, and non-operative management. Chir Main. 1998;17(4):314–20.

18. Goldberg I, Peylan J, Yosipovitch Z. Late results of excision of the radial head for an isolated closed fracture. J Bone Joint Surg Am. 1986;68(5):675–9.

19. Ikeda M, Oka Y. Function after early radial head resection for fracture: a retrospective evaluation of 15 patients followed for 3–18 years. Acta Orthop Scand. 2000;71(2):191–4.

20. Janssen RP, Vegter J. Resection of the radial head after Mason type-III fractures of the elbow: follow-up at 16 to 30 years. J Bone Joint Surg Br. 1998;80(2):231–3.

21. Dowdy PA, et al. The midline posterior elbow inci-sion. An anatomical appraisal. J Bone Joint Surg Br. 1995;77(5):696–9.

22. Smith GR, Hotchkiss RN. Radial head and neck fractures: anatomic guidelines for proper placement of internal fixation. J Shoulder Elbow Surg. 1996;5(2 Pt 1):113–7.

23. Smith AM, et al. Radius pull test: predictor of longitudinal forearm instability. J Bone Joint Surg Am. 2002;84-A(11):1970–6.

24. Athwal GS, et al. Determination of correct implant size in radial head arthroplasty to avoid overlengthening: surgical technique. J Bone Joint Surg Am. 2010;92(Suppl 1 Pt 2):250–7.

25. Van Glabbeek F, et al. Detrimental effects of overstuffing or understuffing with a radial head replacement in the medial collateral-ligament defi cient elbow. J Bone Joint Surg Am. 2004;86-A(12):2629–35.

26. van Riet RP, et al. Validation of the lesser sigmoid notch of the ulna as a reference point for accurate placement of a prosthesis for the head of the radius: a cadaver study. J Bone Joint Surg Br. 2007;89(3):413–6.

27. Doornberg JN, et al. Reference points for radial head prosthesis size. J Hand Surg Am. 2006;31(1):53–7.

28. Frank SG, et al. Determination of correct implant size in radial head arthroplasty to avoid overlengthening. J Bone Joint Surg Am. 2009;91(7):1738–46.

29. Rowland AS, et al. Lateral ulnohumeral joint space widening is not diagnostic of radial head arthroplasty overstuffing. J Hand Surg Am. 2007;32(5):637–41.

30. Beingessner DM, et al. The effect of radial head exci-sion and arthroplasty on elbow kinematics and stability. J Bone Joint Surg Am. 2004;86-A(8):1730–9.

31. Antuna SA, Sanchez-Marquez JM, Barco R. Long-term results of radial head resection following isolated radial head fractures in patients younger than forty years old. J Bone Joint Surg Am. 2010;92(3):558–66.

32. Zarattini G, et al. The surgical treatment of isolated mason type 2 fractures of the radial head in adults: comparison between radial head resection and open reduction and internal fi xation. J Orthop Trauma. 2012;26(4):229–35.

33. Hume MC, Wiss DA. Olecranon fractures. A clinical and radiographic comparison of tension band wiring and plate fixation. Clin Orthop Relat Res. 1992;285:229–35.

34. Rouleau DM, Faber KJ, Athwal GS. The proxi-mal ulna dorsal angulation: a radiographic study. J Shoulder Elbow Surg. 2010;19(1):26–30.

35. Izzi J, Athwal GS. An off-loading triceps suture for augmentation of plate fi xation in comminuted osteoporotic fractures of the olecranon. J Orthop Trauma. 2012;26(1):59–61.

36. Hak DJ, Golladay GJ. Olecranon fractures:

treatment options. J Am Acad Orthop Surg. 2000;8(4):266–75.

37. Gartsman GM, Sculco TP, Otis JC. Operative treament of olecranon fractures. Excision or open reduction with internal fixation. J Bone Joint Surg Am. 1981;63(5):718–21.

38. Inhofe PD, Howard TC. The treatment of olecranon fractures by excision or fragments and repair of the extensor mechanism: historical review and report of 12 fractures. Orthopedics. 1993;16(12):1313–7.

39. Bell TH, et al. Contribution of the olecranon to elbow stability: an in vitro biomechanical study. J Bone Joint Surg Am. 2010;92(4):949–57.

40. Karlsson MK, et al. Comparison of tension-band and figure-of-eight wiring techniques for treatment of olecranon fractures. J Shoulder Elbow Surg. 2002;11(4):377–82.

41. Bailey CS, et al. Outcome of plate fi xation of olecranon fractures. J Orthop Trauma. 2001;15(8):542–8.

42. Rommens PM, et al. Olecranon fractures in adults: factors influencing outcome. Injury. 2004;35(11):1149–57.

43. Macko D, Szabo RM. Complications of tension-band wiring of olecranon fractures. J Bone Joint Surg Am. 1985;67(9):1396–401.

44. Parker JR, Conroy J, Campbell DA. Anterior interosseous nerve injury following tension band wiring of the olecranon. Injury. 2005;36(10):1252–3.

45. Morrey BF. The elbow and its disorders. Philadelphia: WB Saunders; 2000. p. 341–63.

46. Papagelopoulos PJ, Morrey BF. Treatment of non-union of olecranon fractures. J Bone Joint Surg Br. 1994;76(4):627–35.

47. Doornberg JN, Ring D. Coronoid fracture patterns. J Hand Surg Am. 2006;31(1):45–52.

48. Steinmann SP. Coronoid process fracture. J Am Acad Orthop Surg. 2008;16(9):519–29.

49. McKee MD, et al. The pathoanatomy of lateral ligamentous disruption in complex elbow instability. J Shoulder Elbow Surg. 2003;12(4):391–6.

50. Pollock JW, et al. The infl uence of type II coronoid fractures, collateral ligament injuries, and surgical repair on the kinematics and stability of the elbow: an in vitro biomechanical study. J Shoulder Elbow Surg. 2009;18(3):408–17.

51. McKee MD, et al. Standard surgical protocol to treat elbow dislocations with radial head and coronoid fractures. Surgical technique. J Bone Joint Surg Am. 2005;87(Suppl 1(Pt 1)):22–32.

52. Pugh DM, McKee MD. The "terrible triad" of the elbow. Tech Hand Up Extrem Surg. 2002;6(1):21–9.

53. Pugh DM, et al. Standard surgical protocol to treat elbow dislocations with radial head and coronoid fractures. J Bone Joint Surg Am. 2004;86-A(6):1122–30.

54. O'Driscoll SW, et al. Elbow subluxation and disloca-tion. A spectrum of instability. Clin Orthop Relat Res. 1992;280:186–97.

55. Pollock JW, et al. The effect of anteromedial facet fractures of the coronoid and lateral collateral ligament injury on elbow stability and kinematics. J Bone Joint Surg Am. 2009;91(6):1448–58.

56. Doornberg JN, et al. The anteromedial facet of the coronoid process of the ulna. J Shoulder Elbow Surg. 2007;16(5):667–70.

57. Sanchez-Sotelo J, O'Driscoll SW, Morrey BF. Anteromedial fracture of the coronoid process of the ulna. J Shoulder Elbow Surg. 2006;15(5):e5–8.

58. Sanchez-Sotelo J, O'Driscoll SW, Morrey BF. Medial oblique compression fracture of the coronoid process of the ulna. J Shoulder Elbow Surg. 2005;14(1):60–4.

59. Doornberg JN, Ring DC. Fracture of the anteromedial facet of the coronoid process. J Bone Joint Surg Am. 2006;88(10):2216–24.

60. Ring D, Doornberg JN. Fracture of the anteromedial facet of the coronoid process. Surgical technique. J Bone Joint Surg Am. 2007;89(Suppl 2 Pt.2):267–83.

61. Adams JE, et al. Management and outcome of 103 acute fractures of the coronoid process of the ulna. J Bone Joint Surg Br. 2009;91(5):632–5.

62. Bado JL. The Monteggia lesion. Clin Orthop Relat Res. 1967;50:71–86.

63. Jupiter JB, et al. The posterior Monteggia lesion. J Orthop Trauma. 1991;5(4):395–402.

64. Bruce HE, Harvey JP, Wilson Jr JC. Monteggia fractures. J Bone Joint Surg Am. 1974;56(8):1563–76.

65. Reynders P, et al. Monteggia lesions in adults. A multi-center Bota study. Acta Orthop Belg. 1996;62 Suppl 1:78–83.

66. Konrad GG, et al. Monteggia fractures in adults: long- term results and prognostic factors. J Bone Joint Surg Br. 2007;89(3):354–60.

67. Ring D, et al. Transolecranon fracture-dislocation of the elbow. J Orthop Trauma. 1997;11(8):545–50.

68. Manidakis N, et al. Fractures of the ulnar coronoid process. Injury. 2012;43(7):989–98.

69. Mouhsine E, et al. Transolecranon anterior fracture dislocation. J Shoulder Elbow Surg. 2007;16(3):352–7.

第六章

肘关节僵硬

作者：Pierre Mansat，Nicolas Bonnevialle
译者：查晔军

摘　要

肘关节僵硬可能导致非常严重的症状，对病因学的理解有助于确定每个患者治疗的适应证，而关节的状态决定了首选治疗方法。本文回顾了手术和非手术治疗的适应证，详细介绍了切开和关节镜下关节囊切除术的手术技术，讨论了单纯肘关节僵硬的并发症和预期结果，以及尺神经对结果的影响。同时分析了需要间隔成形或全肘置换的复杂病例，并提供了治疗的参考流程，回顾了每种治疗方法的适应证、手术技术及结果。

关键词

僵硬；关节囊切除术；关节成形术

简介

肘关节僵硬有许多可能的原因，这些因素和病理生理机制决定了治疗方法并影响预后。创伤性僵硬是其中最常见的原因之一[1]，但是也可由其他原因引起，如过长时间的制动、先天或发育性疾病、骨关节炎或炎性关节炎、烧伤和头颅损伤等。

肘关节挛缩有许多治疗方法。若挛缩时间较短[2-12]，有时候非手术治疗也能获得良好的结果，但是，其有效性不可预测。非手术治疗失败时，则需考虑手术治疗。肘关节僵硬有许多手术治疗方法，需根据僵硬的类型[13]和严重程度[14-16]决定手术方式。慢性外源性僵硬通常可通过关节镜[17-30]或切开[31-50]松解获得良好的效果。内源性僵硬时，若影响的关节面小于50%，也可以采用同样的治疗方法，但结果不可靠。但是若累及的关节面超过50%，年轻的患者[13,51-56]可考虑进行间隔式关节成形，而老年患者[57-61]则需行全肘关节置换。

问题

由于肘关节的高度匹配、肌肉和关节囊的紧密连续性、易于发生粉碎性骨折、以及关节囊对创伤的独特反应，导致肘关节特别容易发生僵硬。对肘关节僵硬的类型和严重程度进行分级对于术前计划和判断预后十分重要。

Morrey 描述了两类肘关节挛缩：关节外或外源性、关节内或内源性[1]（表 6.1）。

表 6.1　肘关节僵硬的病因

外源性
皮肤或皮下粘连、关节囊和侧副韧带挛缩
肌肉挛缩（前/后）
异位骨化
鹰嘴和（或）冠状突骨赘

内源性
关节变形、关节畸形愈合
关节内粘连
关节软骨损伤
冠状突窝和鹰嘴窝内纤维化
关节毁损
游离体

混合性挛缩

关节外挛缩主要累及关节外软组织，不累及关节面。可能主要是关节 - 韧带结构或肌肉组织的挛缩。创伤、烧伤或头颅外伤后的异位骨化也是一种外源性因素，可能直接跨关节或在关节表面的关节囊或肌肉内形成骨桥。创伤是软组织外源性僵硬的主要因素，特别是关节脱位伴或不伴有骨折。肱肌跨过前关节囊，在脱位时发生撕裂，愈合时

形成瘢痕组织或异位骨化，从而造成关节囊的挛缩。侧副韧带的挛缩也会造成肘关节僵硬，过长时间制动已被认为是创伤后僵硬的主要因素。骨性关节炎时，会发生轻度的炎症性滑膜炎，造成关节周围纤维化和骨赘形成。关节面是完整的，但在鹰嘴尖和冠状突尖可见骨赘形成。先天性僵硬很少见，通常伴有骨性结构畸形以及软组织发育不良。

内源性或关节内挛缩主要是再塑形的关节发生软骨损伤或关节内粘连。关节内骨折复位不足或复位失败造成关节内畸形是内源性挛缩的另外一个因素。最后，关节内骨折通常都有一定程度的关节周围瘢痕形成，当两个因素都造成活动受限时，可认为是一种混合性挛缩，预后更差。

活动受限对功能的影响主要取决于活动范围受影响的程度和特殊角度，根据屈伸角度将肘关节进一步分级为极重度、重度、中度和轻度。总的活动范围小于或等于 30° 为极重度僵硬，31°~60° 为重度僵硬，61°~90° 为中度僵硬，而活动范围大于 90° 为轻度僵硬[62]。根据 Morrey 提出的 30°~130° 为功能活动范围[63]，Allieu 又将僵硬分布情况分为 4 种：在功能活动范围内、屈肘受限、伸肘受限或混合僵硬[15]。

最后，Jupiter 等[16]还定义了一种"简单肘关节僵硬"，即轻至中度挛缩（活动范围受限小于 80°），既往无手术史或仅有微创手术史，既往无神经移位，无内固定，轻度异位骨化，骨性解剖保存完好。其有别于需要更多经验和有更高手术并发症发生率的"复杂肘关节僵硬"。

患者的检查

临床检查

　　肘关节僵硬的诊断并不困难，通过典型病史和体格检查就可确诊。创伤后肘关节僵硬在任何年龄都可能发生，但常见于 40 岁左右的、活动量较大，对肘关节功能要求较高的年轻患者。而骨关节炎则主要见于 50 余岁患者，男性更常见。外源性挛缩时，患者最初主要关注无法完全伸肘，但不影响日常活动，主诉为最大伸肘位时疼痛，而活动范围内是无痛的，证明僵硬是外源性的。有时候最大屈肘也会造成疼痛，且屈肘受限可能会进行性加重。

　　相反，内源性挛缩主要是关节内骨折引起的，患者表现为活动受限，在活动范围内均有明显疼痛。临床检查时必须分析局部皮肤情况，是否存在既往手术切口或皮肤与骨的粘连，必须测量被动和主动屈伸活动范围以及旋前旋后活动范围，还应评估尺神经的感觉运动功能。对炎性状态的生物学检查可除外炎症反应和感染[64]。

影像学检查

　　通过 X 线平片确认关节受累情况。正位片可较好地显示关节线，而侧位可显示冠状突和鹰嘴尖的骨赘，关节间隙则可能保存完好。关节 CT 检查可更好地观察关节面受累的程度[65]（图 6.1）。有时候，三维重建可精确定位异位骨化的位置，并显示关节面的状态。根据作者的经验，MRI 扫描对于诊断和术前计划没有太多的帮助。

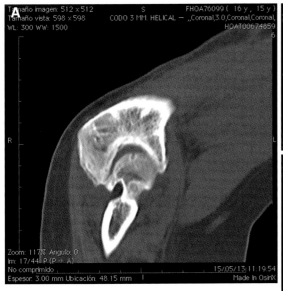
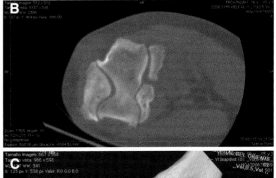
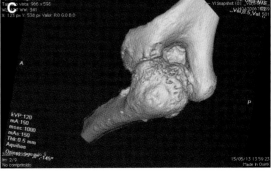

图 6.1 肘关节炎 CT 检查结果 A. 矢状位；B. 横断面；C. 三维 CT 扫描

简单肘关节僵硬

非手术治疗

　　肘关节僵硬治疗的目的是恢复一个无痛、功能良好、稳定的肘关节。许多作者报道肘关节僵硬经非手术治疗可获得良好的结果[2-12]。非手术治疗方法包括物理治疗、手法治疗、动态和静态支具治疗。肘关节创伤或骨折后，若患者没有及时恢复功能一定要尽早发现。若患者恢复进展缓慢，强烈建议使用可调式支具来恢复屈肘和（或）伸肘（图6.2）。有许多类型的支具：静态支具、铰链式支具、动态支具和可调式静态支具（带螺扣装置）。我们通常使用可调式静态支具，因为我们相信这类支具引起的炎症反应比动态支具[12]少得多。患者需始终佩戴支具，支具的力量调节至引起不适但无痛的点。活动范围改善后，通常需要两个支具，一个用于屈肘，另一个用于伸肘。夜间佩戴的支具用于矫正更严重的挛缩，而日间则佩戴另外一个支具。许多文献报道了这类支具的结果[3-5,8,10,11]（表6.2）。时间较短的中度关节外僵硬可获得更好的结果。

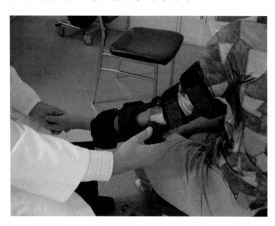

图 6.2　可调式肘关节支具

表6.2　使用支具非手术治疗的结果

类型	作者	例数	屈伸活动范围		
			术前	术后	改善
静态支具					
Bonutti[3]		20	79°	112°	33°
Doornberg[5]		29	71°	110°	39°
Green et McCoy[8]		15	62°	107°	45°
Ulrich[10]		37	81°	107°	26°
动态支具					
Gallucci[11]		17	66°	107°	41°
Dickson[4]		1	10°	110°	100°

手术适应证

　　慢性肘关节僵硬或受伤后6~12个月非手术治疗无效的患者可考虑手术治疗。关节囊松解的适应证需根据患者的需求或职业来个体化选择，总的来说是伸肘受限超过30°、屈肘小于110°。只有在仔细讨论手术的利弊后才考虑手术干预，需明确手术满足患者特定需求的可能性，还需特别说明改善活动可能带来的稳定性、力量和疼痛等方面的牺牲。

手术技术

切开关节囊松解：外侧柱入路

　　关节外挛缩总是累及前关节囊，其次是后关节囊和伸肌装置。术前要决定是从外侧还是从内侧显露关节囊。若需处理尺神经，或有明显的内侧或冠状突病变，则内侧入路更好。若累及肱桡关节或仅需进行简单松解，则可采用外侧柱入路。

　　外侧柱入路通过有限的外侧入路进行肘

关节切开松解，可安全地松解前关节囊，还可以松解肱三头肌附丽和后方关节囊。必要时还可以去除冠状突或鹰嘴尖骨赘。若既往没有手术切口，且没有尺神经症状，可采用Kocher切口的近侧半（图6.3A），从肱骨上游离桡侧腕长伸肌和肱桡肌的起点，即可显露前方关节囊（图6.3B），用骨膜剥离子从前关节囊上剥离肱肌，夹住前关节囊，并切除至冠状突水平（图6.3C）。前关节囊的最内侧部分通常很难看见，但可触及，需切除并完成松解。此时，若可完全伸肘或受限小于5°，且X线片上无鹰嘴尖骨刺，则无须

进一步松解。若后方关节囊有明显的瘢痕粘连，需从肱骨远端后方游离肱三头肌，松解后方关节囊，清理鹰嘴窝内软组织；若存在骨赘，则切除鹰嘴尖。

治疗创伤后肘关节僵硬的患者[66, 67]，选择内侧入路更有优势。游离尺神经后，经桡侧屈腕肌和旋前圆肌间隙可充分显露前关节囊（图6.4A、6.4B）。牵开肱三头肌可显露肘关节后方，直视下切除后关节囊（图6.4C）。对于需要切除内侧异位骨化的病例，这一入路十分有用，尤其是存在尺神经病变或内侧副韧带骨化的患者。

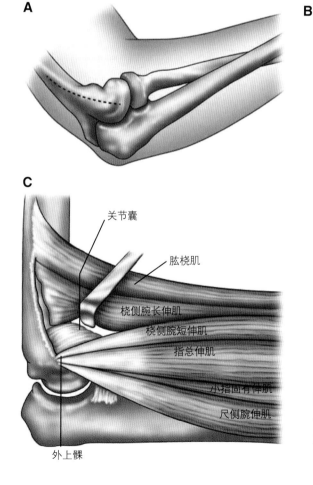

图6.3 外侧柱入路 A. Kocher切口的近侧半；B. 从肱骨上牵开肱桡肌和桡侧腕长伸肌显露前关节囊；C. 关节囊切除术。

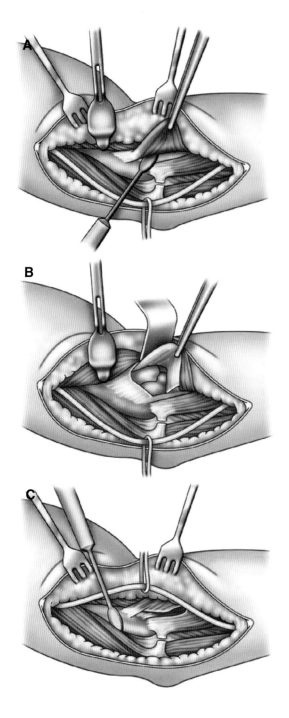

图 6.4 内侧柱入路 A. 游离尺神经后，经桡侧屈腕肌和旋前圆肌间隙显露关节囊；B. 切除前关节囊；C. 从肱骨上剥离肱三头肌显露肘关节后方

术后，进行臂丛神经阻滞，并经皮置管持续泵入。手术当天即可开始 CPM 活动，CPM 需调节至疼痛能忍受或机器允许的最大活动范围。第二天，停用臂丛神经阻滞；第三天，停用 CPM。然后使用可调节支具 3 个月。4 周后，预期至少可获得 80° ~100° 的活动度，逐渐减少每个支具佩戴的时间。

关节镜下清理和关节囊切除

非手术治疗失败时可考虑手术治疗。有许多文章报道了关节镜下松解的结果 [17-30]。关节镜下松解肘关节屈曲挛缩需选择合适的患者，术者可同时处理关节外与侧副韧带挛缩以及关节内病变。但是，这一技术要求很高，需充分注意细节，有丰富的肘关节镜的经验，可以避免相关并发症 [65]。肘关节挛缩后关节囊内容量减小，降低了关节囊的拉伸能力，使血管神经结构无法远离入点，增加了神经损伤的风险 [68]。

通常需要 8 个入点来置入镜头、刨刀和牵开器。牵开器可帮助拉开软组织、肌肉和神经血管结构，为刨刀创造一个较大的工作空间，降低神经血管损伤的风险（图 6.5）。O'Driscoll 提出了这一手术的几个步骤 [69]（表 6.3）。建立入点后，先辨认解剖结构，建立第二个入点，并直视下置入刨刀。通常建议采用由内向外的技术建立第二个入点。然后用牵开器和刨刀建立工作空间。通常先从后方开始，清理鹰嘴窝，切除鹰嘴尖骨赘（图 6.6A）。必须清理肱尺关节后方的内外侧沟。尺神经与鹰嘴内侧非常接近，在内侧操作时，术者应尽可能减少使用吸引器，使用带保护帽的磨钻，始终保持保护帽朝向尺神经，O'Driscoll[69] 提出最好在关节镜松解

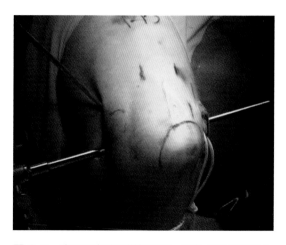

图 6.5 牵开器有助于增加视野，可从关节两侧置入

表6.3 肘关节镜下松解的流程

1. 穿刺进入关节，建立术野
2. 创造工作空间
3. 切除骨性阻挡
4. 关节囊切除

前显露尺神经，避免在这一区域进行关节镜松解时发生损伤（表 6.4）。

进入前方间室后，使用牵开器剥离肱骨前方软组织并牵开，松解瘢痕组织，然后使用刨刀去除滑膜和碎屑，刀头要远离关节囊，朝向关节（图 6.6B），牵开器将组织向前拉开以使刨刀有足够的工作空间。然后用 4.0mm 的磨钻去除骨挡，特别是冠状突尖、滑车以及冠状突窝（图 6.6C）。然后从髁上缘剥离关节囊，可以使用两把牵开器来加大操作空间，内外侧各一把。

先沿髁上缘松解关节囊，找到关节囊和肱肌间隙，宽鸭嘴篮钳从内向外切除前方关节囊。使用牵开器来调整关节囊的位置

和张力，使用"咬"和"撕"的动作，咬住关节囊，然后从近端肱肌上撕脱下来（图 6.6D）。在桡骨头中点处及肱肌外侧缘，可看见包绕桡神经的一束脂肪束。这是固定的解剖标志，关节囊最远切开至此处，然后改变工具的位置，用刨刀朝向关节从远到近切开关节囊。在前内侧入点插入镜头，可看见关节囊剩下的一部分是肱骨小头和桡骨头前方一片小三角形的组织。可以保留以保护桡神经，也可以从表面组织分离后切除。桡侧腕短伸肌腱下方的关节囊用刀片进行松解，并保留好外侧副韧带，用刨刀进行这一操作很困难。

结果和并发症

切开松解

1998 年 Mayo[31] 报道了他们的经验，屈伸活动度平均改善了 43°，重度和极重度僵硬的患者以及屈肘和伸肘均受限的患者改善更明显，典型的并发症是术后活动丢失，10 例（26%）在一段时间改善后，屈肘角度又继发丢失。

4 例最终丧失了手术所获得的改善，比术前平均活动减少了 25°。术后使用夹板辅助对于保留术中所获得的活动度十分重要。

许多文献[31-50] 报道了手术松解的结果，屈伸活动度最终改善 30°~60°。超过 50% 的病例获得了 30°~130° 的功能活动范围，超过 90% 的患者获得了一定程度的活动改善。患者的满意度通常很高（表 6.5）。

肘关节僵硬治疗时还有一个最重要的考虑因素为尺神经的脆弱性。治疗失败最常见的原因是术前有尺神经症状的患者没有留

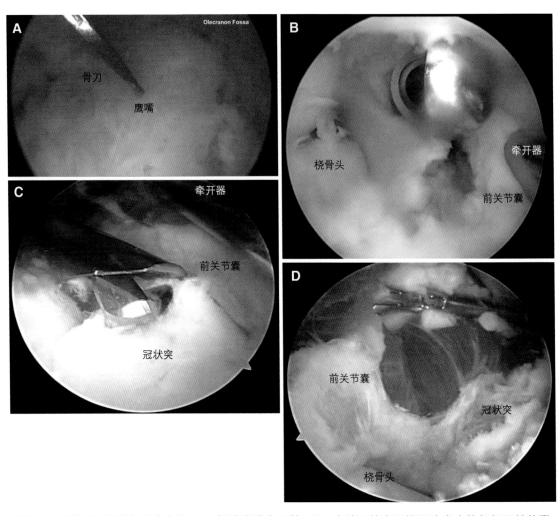

图6.6　关节镜下松解的几个步骤　A. 切除鹰嘴尖骨赘；B. 去除冠状突和桡骨头窝内软组织和关节囊；C. 切除冠状突尖的骨赘；D. 前方关节囊切除

表6.4　尺神经松解的指征

1. 术前有症状
2. 后内侧骨赘
3. 既往行尺神经手术
4. 术前活动范围 ≤ 30° 或屈肘 ≤ 90°

意或没有解决，或术后出现尺神经症状而没有获得充分的治疗。这主要是术中屈肘突然增加引起的牵拉性神经炎。即使术前没有尺神经症状，也可能因为术后屈肘改善造成尺

神经损伤的症状。因此，所有肘关节僵硬的患者必须评估是否存在尺神经症状。Antuna 等[37]建议术前屈肘不到90°~100°、预计可改善30°或40°以上者，必须对尺神经进行检查和处理，手术结束时要根据神经的外观对神经进行预防性减压或前置。另外，所有术前有尺神经症状的患者，即使很轻微，也要进行尺神经的移位。Antuna 等人[37]认为，若尺神经没有被减压或前移，必须避免术后早期进行肘关节的康复锻炼。作者的病例中

表6.5 切开松解的结果

作者	年份	例数	入路	屈伸活动范围		
				术前	术后	改善
Mansat [31]	1998	65	外侧	49°	92°	43°
Cohen [32]	1998	22	外侧	74°	129°	55°
Chantelot [33]	1999	23	外侧 ± 后侧	52°	90°	38°
Wada [34]	2000	14	内侧	46°	110°	64°
Marti [35]	2002	47	外侧 ± 后侧	45°	99°	54°
Stans [36]	2002	37	外侧	66°	94°	28°
Antuna [37]	2002	46	后侧	79°	101°	22°
Heirweg [38]	2003	16	外侧 ± 后侧	47°	87°	40°
Aldridge [39]	2004	77	前侧	59°	97°	38°
Cikes [40]	2006	18	外侧 ± 后侧	82°	122°	40°
Ring [41]	2006	46	外侧 ± 后侧	45°	103°	58°
Tan [42]	2006	52	外侧 ± 后侧	57°	116°	59°
Sharma [43]	2007	25	外侧 ± 后侧	55°	110°	55°
Tosun [44]	2007	30	内外侧	35°	86°	51°
Gundlach [45]	2008	21	外侧	69°	113°	44°
Ruch [46]	2008	14	内侧	53°	108°	55°
Lindenhovius [47]	2010	23	外侧 ± 后侧	51°	106°	55°
Park [48]	2010	42	内侧	55°	115°	60°
Kulkarni [49]	2010	26	外侧 ± 后侧	16°	102°	86°
Higgs [50]	2012	81	外侧 ± 后侧	69°	109°	40°

有10%的患者松解后出现尺神经症状，绝大多数在数天或数周后缓解。桡神经也易于损伤，特别是外侧入路过度牵拉后。另一个易损伤的点是下方骨间后神经水平[31]。

关节镜下松解

文献报道，绝大多数的研究都获得了一定程度的活动范围的改善[17-30]（表6.6）。改善的程度取决于术前僵硬的严重程度和关节面的完整性。并发症并不常见，但有文献报道[70,71]发生神经损伤的情况。绝大多数的神经损伤是暂时性的，但据报道肘关节周围的所有神经都出现过永久性的损伤[72-76]。3个因素可降低神经并发症的风险：在关节镜松解时使用牵开器牵开并保护神经血管结构，对肘关节三维解剖结构的认识特别是神经的位置，以及术者对自身局限性的充分认

表6.6 关节镜下松解的结果

作者	年份	例数	随访（月）	屈伸改善（°）	并发症
Jones[17]	1993	12	25	67	1 例骨间后神经
Redden[18]	1993	12	16	—	1 例感染
Timmerman[19]	1994	19	2	29	0
Byrd[20]	1994	5	44	24	—
Phillips[21]	1998	25	41	18	0
Savoie[22]	1999	24	32	81	—
Kim[23]	2000	63	42	43	—
Ball[24]	2002	14	12~29	42	1 例感染
Nguyen[25]	2006	22	25	38	2 例僵硬，1 例前神经
Kelly[26]	2007	24	67	32	0
Somanchi[27]	2008	22	25	19	1 例僵硬
Adams[28]	2008	42	44	27	1 例尺神经，1 例骨化
Blonna[29]	2010	26	—	32	—
Cefo[30]	2011	27	24	29	—

识[77]。总的来说对于严重纤维化或骨性强直的患者不建议进行关节镜下松解手术。这种手术对于影像学上显示有严重创伤后关节炎的患者价值不大，仅适用于关节外关节囊挛缩且没有关节内骨赘形成的患者。但是肘关节炎的关节镜处理有一定的作用，可以去除关节内碎屑、增厚的滑膜积液和滑膜炎。去除骨刺和游离体可减轻疼痛，改善活动和功能，有利于更快地康复。

复杂肘关节僵硬

适应证

一部分严重关节外挛缩累及肘关节内外侧面的患者，更适合采用联合入路[78]。关节内挛缩累及关节面的患者，可能需要牵开装置。若超过50%的关节面已破坏，没有覆盖透明软骨，或因严重粘连导致手术松解时50%的关节面撕脱，或畸形愈合导致关节面重塑，则对年轻患者行间隔式关节成形术，而对老年患者则考虑全肘关节置换术。

手术技术

内外侧联合入路

通常患者取仰卧位，以手桌支撑。必须能进入关节后侧，使患者肩关节内旋或外旋可允许进入肘关节的外侧或内侧间室。在鹰嘴尖外侧行后正中切口，向内外侧剥离皮瓣，外侧至外侧柱，以允许进入外侧间室，内侧到尺神经和内侧柱。如前所述进行手术操作[31,66-78]，一些学者建议行鹰嘴窝开窗术，切除后方所有骨赘，去除后侧鹰嘴尖的撞击[37]（图6.7）。

牵开式关节成形术

若外侧副韧带瘢痕化或严重累及关节内的病例手术中松解了外侧副韧带，需通过解剖旋转轴打骨孔进行重新附丽。但是需采用牵开装置保护重建的韧带[48,50]，通常牵开2~3mm。活动肘关节，确保关节活动顺畅，无关节面的撞击，根据处理的问题不同，手术时带着牵开装置至少要达到50°~110°活动度。术后4周，麻醉下去除牵开器。接着仔细检查肘关节屈肘和伸肘的最大终末点，并检查肘关节稳定性。然后使用可调式

支具至少6周，通常可使用3个月。白天使用夹板的时间逐渐减少，但夜间继续使用支具至少3个月[13,49,51,52]。

间隔式关节成形术

若超过50%的关节面已破坏，没有覆盖透明软骨，或因严重粘连导致手术松解时50%的关节面撕脱，或畸形愈合导致关节面重塑，则对年轻患者行间隔式关节成形术，而对老年患者则考虑全肘关节置换术。肘关节间隔式关节成形术最早用于类风湿关节炎或关节强直[51,54]。由于持续疼痛和不稳定，结果通常不可预测，最近开始使用牵开外固定架有利于侧副韧带更好地愈合，同时牵开关节面保护间隔物，可允许早期被动活动。

通常使用真皮、阔筋膜和异体跟腱作为间隔物重塑破坏的关节。采用后正中皮肤

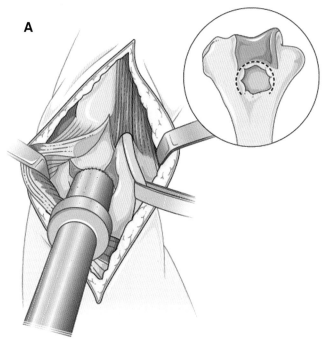
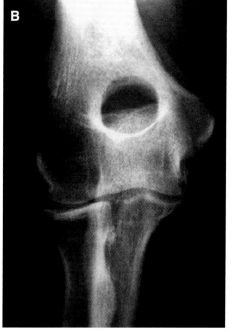

图6.7　使用环钻进行肱尺关节成形术

切口，通过 Mayo 改良的 Kocher 入路显露关节。游离外侧副韧带的肱骨侧附丽，显露关节，若上尺桡关节完整，则保留桡骨头。肱骨远端塑形以覆盖移植物，但尽可能保留骨量。经骨孔用 5 号不可吸收缝线固定移植物。部分移植物可用于重建侧副韧带。接着应用牵开式外固定架，在外上髁钻孔修复外侧副韧带（图 6.8）。术后 4 天持续腋路置管以维持术后良好镇痛，并使用持续被动活动机器 CPM。通常术后 4~6 周去除外固定架，然后使用可活动支具维持 3 个月。

文献报道有 30%~60% 的病例[13,53-56]获得满意的结果，活动范围明显改善。但是有一部分病例由于持续存在疼痛、术后结果没有改善，需考虑行全肘关节置换[57]。据报道主要的预后因素是术前不稳定的程度，稳定的肘关节 80% 可获得满意的结果，而术前不稳定的肘关节满意率为 60%。对于严重关节内损伤的患者牵开式关节成形术结合间隔物可有效重建肘关节功能活动范围。术后

并发症的发生率与损伤程度有关，手术技术难度较大，经验是手术成功的前提条件。

肘关节置换术

50 岁以上患者因关节内破坏导致肘关节活动范围疼痛性减少，严重影响日常生活，可以行全肘关节置换术[58-61]。

全肘关节置换治疗创伤后关节炎的技术已非常成熟[59,60]。必须进行仔细地术前计划以避免可能的并发症，仔细记录解剖改变、骨的形态以及髓腔大小。有时候需要使用细柄的假体。仔细显露，避免血管损伤，术前评估伤口可能的关闭方式。

患者仰卧位，肩胛骨下方垫一个沙袋。采用后正中皮肤切口，取 Mayo(Bryan-Morrey) 入路。使用放大镜和双极电凝仔细游离尺神经并前移。然后自鹰嘴上松解肱三头肌腱，保留与肘肌的连续性并向外侧翻起。将周围的关节囊和韧带松解游离，以显露肱骨远端，并确保术后恢复最大的活动度

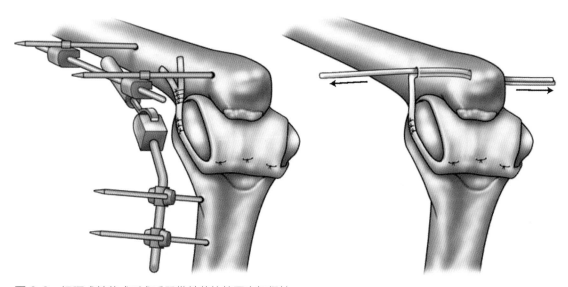

图 6.8　间隔式关节成形术后用带关节的外固定架保护

和功能。前方关节囊用钝骨膜剥离子从肱骨远端推开后彻底切除，松解挛缩的屈肌和伸肌止点。对于骨性强直的病例，使用微型圆锯或小骨刀找到关节间隙，注意截骨要尽可能贴近肱尺关节旋转中心轴，最大程度恢复肘关节置换后的生物力学功能，并保留肱三头肌附着部位。

明显畸形的肘关节在处理髓腔时要特别注意。如髓腔狭窄或骨质填充或畸形愈合，必须用小的磨钻或空心的软扩髓钻制造一个新的髓腔。术中术者必须始终关注肱骨和尺骨的中心。髓腔处理后，复位试模，切除软组织挛缩，包括屈肌和伸肌止点。使用骨水泥枪打入含抗生素的骨水泥，肱骨假体前方凸翼和肱骨远端之间植入骨块，连接双侧假体。仔细止血后，屈肘 90° 位，以 5 号爱惜邦线经尺骨近端骨孔缝合修复肱三头肌止点。

用冷敷加压辅料（CRYO CUFF AIRCAST®）包扎，并用伸肘位支具固定于完全伸肘位，抬高肢体置于竖直位 24 小时。2~3 天更换辅料，患者开始在可耐受范围内活动肘关节。

无须进行正式的康复治疗，避免进行力量训练。若活动仍有一定受限，或术中很难达到很好的角度，可使用屈肘和伸肘支具进行辅助。建议接下来 3 个月内患者持重不要超过 0.5~1kg，后期持续持重不超过 1kg，单次持重不超过 5kg（图 6.9）。

结果和并发症

与其他诊断相比，肘关节僵硬的患者行全肘置换术结果最不可预测，总成功率最低、并发症最高。尽管如此，教材中必须将全肘置换作为治疗方式之一。超过 60 岁的内源性僵硬患者若累及 50% 以上关节面、关节强直或严重僵硬、有可能改善活动，非

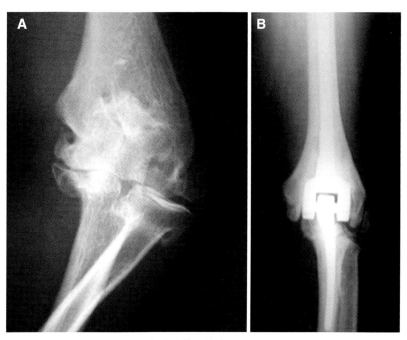

图 6.9 A. 肘关节创伤后关节炎；B. 行全肘关节置换术

定制的半限制性全肘关节置换是一种有效的治疗方式。但是，仍有一部分患者（40%）屈伸活动范围小于60°。由于本身的病理特点，并发症包括再手术率很高，但凭借仔细的术前计划和手术技术可降低并发症发生率。

结 论

肘关节挛缩是创伤后的一种常见并发症，常造成严重的功能障碍，无法调整手在空间的位置。术前的分型和病例的选择对于治疗方式的选择十分重要。肘关节挛缩有许多治疗方式，最初可考虑非手术治疗，包括夹板治疗和物理康复治疗。非手术治疗无效时，改用可调节的夹板治疗可能有效。若挛缩时间比较短，非手术治疗有时候可获得较好的结果，但是有效性不可预测。

影响患者日常生活的固定肘关节僵硬可通过切开或关节镜下松解来治疗。手术入路的选择取决于病变的位置和术者的喜好。慢性外源性僵硬通过关节镜下松解或切开手术松解通常可获得良好的结果。当内源性挛缩关节面破坏小于50%时，可选择同样的治疗，但结果相对不可靠。

对于严重的关节内僵硬，牵开式关节成形术是有效的，特别是围手术期不稳定的肘关节。对于无痛的肘关节僵硬，通过后侧入路彻底松解，可获得功能性的活动范围。最后，对于功能要求较低、疼痛明显的内源性肘关节僵硬的老年患者，全肘关节置换可获得良好的结果（图6.10）。

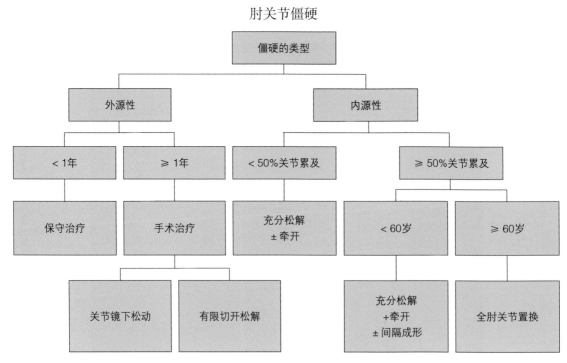

图6.10 肘关节僵硬的治疗策略

参考文献

1. Morrey BF. The posttraumatic stiff elbow. Clin Orthop. 2005;431:26–35.

2. Balay B, Setiey L, Vidalain JP. Les raideurs du coude. Traitement orthopédique et chirurgical. Acta Orthop Belg. 1975;41:414–25.

3. Bonutti PM, Windau JE, Ables BA, Miller BG. Static progressive, stretch to reestablish elbow range of motion. Clin Orthop. 1994;303:128–34.

4. Dickson RA. Reversed dynamic slings. A new con cept in the treatment of posttraumatic elbow flexion contractures. Injury. 1976;8:35–8.

5. Doornberg JN, Ring D, Jupiter JB. Static progressive splinting for posttraumatic elbow stiffness. J Orthop Trauma. 2006;20:400–4.

6. Duke JB, Tessler RH, Dell PC. Manipulation of the stiff elbow with patient under anesthesia. J Hand Surg Am. 1991;16:19–24.

7. Gelinas JJ, Faber KJ, Patterson SD, King GJW. The effectiveness of turnbuckle splinting for elbow contractures. J Bone Joint Surg Br. 2000;82:74–8.

8. Green DP, McCoy H. Turnbuckle orthotic correction of elbow-flexion contractures after acute injuries. J Bone Joint Surg Am. 1979;61:1092–5.

9. Mac Kay-Lyons M. Low-load, prolonged stretch in treatment of elbow flexion contractures secondary to head trauma: a case report. Phys Ther. 1989;69:292–6.

10. Ulrich SD, Bonutti PM, Seyler TM, Marker DR, Morrey BF, Mont MA. Restoring range of motion via stress relaxation and static progressive stretch in post- traumatic elbow contractures. J Shoulder Elbow Surg. 2010;19:196–201.

11. Gallucci GL, Boretto JG, D Avalos MA, Donndorff A, Alfie VA, De Carli P. Dynamic splint for the treatment of stiff elbow. J Shoulder Elbow. 2011;3:52–5.

12. Morrey BF. Splints and bracing at the elbow. In: Morrey BF, editor. The elbow and its disorders. 3rd ed. Philadelphia: W. B. Saunders; 2000. p. 150–4.

13. Morrey BF. Post-traumatic contracture of the elbow. Operative treatment, including distraction arthroplasty. J Bone Joint Surg Am. 1990;72:601–18.

14. Estève P, Valentin P, Deburge A, Kerboull M. Raideurs et ankyloses post-traumatiques du Coude. Rev Chir Orthop. 1971;57(Suppl I):25–86.

15. Allieu Y. Raideurs et Arthrolyses du Coude. Rev Chir Orthop. 1989;75(Suppl I):156–66.

16. Jupiter JB, O'Driscoll SW, Cohen MS. The assessment and management of the stiff elbow. Instr Course Lect. 2003;52:93–111.

17. Jones GS, Savoie III FH. Arthroscopic capsular release of flexion contractures (arthrofibrosis) of the elbow. Arthroscopy. 1993;9:277–83.

18. Redden JF, Stanley D. Arthroscopic fenestration of the olecranon fossa in the treatment of osteoarthritis of the elbow. Arthroscopy. 1993;9:14–6.

19. Timmerman LA, Andrews JR. Arthroscopic treatment of posttraumatic elbow pain and stiffness. Am J Sport Med. 1994;22:230–5.

20. Byrd JWT. Elbow arthroscopy for arthrofibrosis after type I radial head fractures. Arthroscopy. 1994;10:162–5.

21. Phillips BB, Strasburger S. Arthroscopic treatment of arthrofibrosis of the elbow joint. Arthroscopy. 1998;14:38–44.

22. Savoie FH, Nunley PD, Field LD. Arthroscopic man agement of the arthritic elbow: indications, technique, and results. J Shoulder Elbow Surg. 1999;8:214–9.

23. Kim SJ, Shin SJ. Arthroscopic treatment for limitation of motion of the elbow. Clin Orthop. 2000;375:140–8.

24. Ball CM, Meunier M, Galatz LM, Calfee R, Yamaguchi K. Arthroscopic treatment of post-traumatic elbow contracture. J Shoulder Elbow Surg. 2002;11:624–9.

25. Nguyen D, Proper SI, MacDermid JC, King GJ, Faber KJ. Functional outcomes of arthroscopic capsular release of the elbow. Arthroscopy. 2006;22:842–9.

26. Kelly EW, Bryce R, Coghlan J, Bell S. Arthroscopic

débridement without radial head excision of the osteoarthritic elbow. Arthroscopy. 2007;23:151–6.

27. Somanchi BV, Funk L. Evaluation of functional outcome and patient satisfaction after arthroscopic elbow arthrolysis. Acta Orthop Belg. 2008;74:17–23.

28. Adams JE, Wolff III LH, Merten SM, Steinmann SP. Osteoarthritis of the elbow: results of arthroscopic osteophyte resection and capsulectomy. J Shoulder Elbow Surg. 2008;17:126–31.

29. Blonna D, Lee GC, O'Driscoll SW. Arthroscopic restoration of terminal elbow extension in high-level athletes. Am J Sports Med. 2010;38:2509–15.

30. Cefo I, Eygendaal D. Arthroscopic arthrolysis for posttraumatic elbow stiffness. J Shoulder Elbow Surg. 2011;20:434–9.

31. Mansat P, Morrey BF. The column procedure: a limited lateral approach for extrinsic contracture of the elbow. J Bone Joint Surg Am. 1998;80:1603–15.

32. Cohen MS, Hastings H. II Post-traumatic contracture of the elbow: operative release using a lateral collat eral ligament sparing approach. J Bone Joint Surg Br. 1998;80:805–12.

33. Chantelot C, Fontaine C, Migaud H, Remy F, Chapnikoff D, Duquennoy A. Etude rétrospec tive de 23 arthrolyses du coude pour raideur post traumatique: facteurs prédictifs du résultat. Rev Chir Orthop. 1999;85:823–7.

34. Wada T, Ishii S, Usui M, Miyano S. The medial approach for operative release of posttraumatic contracture of the elbow. J Bone Joint Surg Br. 2000;82:68–73.

35. Marti RK, Kerkhoffs GM, Maas M, Blankevoort L. Progressive surgical release of a posttraumatic stiff elbow. Technique and outcome after 2–18 years in 46 patients. Acta Orthop Scand. 2002;73:144–50.

36. Stans AA, Maritz NG, O'Driscoll SW, Morrey BF. Operative treatment of elbow contracture in patients twenty-one years of age or younger. J Bone Joint Surg Am. 2002;84:382–7.

37. Antuna SA, Morrey BF, Adams RA, O'Driscoll SW. Ulnohumeral arthroplasty for primary degenerative arthritis of the elbow: long-term outcome and complications. J Bone Joint Surg Am. 2002;84:2168–73.

38. Heirweg S, De Smet L. Operative treatment of elbow stiffness: evaluation and outcome. Acta Orthop Belg. 2003;69:18–22.

39. Aldridge 3rd JM, Atkins TA, Gunneson EE, Urbaniak JR. Anterior release of the elbow for extension loss. J Bone Joint Surg Am. 2004;86:1955–60.

40. Cikes A, Jolles BM, Farron A. Open elbow arthrolysis for posttraumatic elbow stiffness. J Orthop Trauma. 2006;20:405–9.

41. Ring D, Adey L, Zurakowski D, Jupiter JB. Elbow capsulectomy for posttraumatic elbow stiffness. J Hand Surg Am. 2006;31:1264–71.

42. Tan V, Daluiski A, Simic P, Hotchkiss RN. Outcome of open release for posttraumatic elbow stiffness. J Trauma. 2006;61:673–8.

43. Sharma S, Rymaszewski LA. Open arthrolysis for post-traumatic stiffness of the elbow: results are durable over the medium term. J Bone Joint Surg Br. 2007;89:778–81.

44. Tosun B, Gundes H, Buluc L, Sarlak AY. The use of combined lateral and medial releases in the treatment of post-traumatic contracture of the elbow. Int Orthop. 2007;31:635–8.

45. Gundlach U, Eygendaal D. Surgical treatment of post traumatic stiffness of the elbow: 2-year outcome in 21 patients after a column procedure. Acta Orthop. 2008;79:74–7.

46. Ruch DS, Shen J, Chloros GD, Krings E, Papadonikolakis A. Release of the medial collateral ligament to improve flexion in post-traumatic elbow stiffness. J Bone Joint Surg Br. 2008;90:614–8.

47. Lindenhovius AL, Doornberg JN, Ring D, Jupiter JB. Health status after open elbow contracture release. J Bone Joint Surg Am. 2010;92:2187–95.

48. Park MJ, Chang MJ, Lee YB, Kang HJ. Surgical release for posttraumatic loss of elbow flexion. J Bone Joint Surg Am. 2010;92:2692–9.

49. Kulkarni GS, Kulkarni VS, Shyam AK, Kulkarni RM, Kulkarni MG, Nayak P. Management of

severe extraarticular contracture of the elbow by open arthrolysis and a monolateral hinged external fixator. J Bone Joint Surg Br. 2010;92:92–7.

50. Higgs ZC, Danks BA, Sibinski M, Rymaszewski LA. Outcomes of open arthrolysis of the elbow without post-operative passive stretching. J Bone Joint Surg Br. 2012;94:348–52.

51. Judet R, Judet T. The Use of a hinge distraction apparatus after arthrolysis and arthroplasty. Rev Chir Orthop. 1978;64:353–65.

52. Gausepohl T, Mader K, Pennig D. Mechanical dis traction for the treatment of posttraumatic stiffness of the elbow in children and adolescents. J Bone Joint Surg Am. 2006;88:1011–21.

53. Froimson AI, Silva JE, Richey D. Cutis arthroplasty of the elbow joint. J Bone Joint Surg Am. 1976;58:863–5.

54. Ljung P, Jonsson K, Larsson K, Rydholm U. Interposition arthroplasty of the elbow with rheuma toid arthritis. J Shoulder Elbow Surg. 1996;5:81–5.

55. Cheng SL, Morrey BF. Treatment of the mobile, painful arthritic elbow by distraction interposition arthro plasty. J Bone Joint Surg Br. 2000;82:233–8.

56. Larson AN, Morrey BF. Interposition arthroplasty with an Achilles tendon allograft as a salvage procedure for the elbow. J Bone Joint Surg Am. 2008;90:2714–23.

57. Blaine TA, Adams R, Morrey BF. Total elbow arthro plasty after interposition arthroplasty for elbow arthritis. J Bone Joint Surg Am. 2005;87:286–92.

58. Figgie MP, Inglis AE, Mow CS, Figgie 3rd HE. Total elbow arthroplasty for complete ankylosis of the elbow. J Bone Joint Surg Am. 1989;71:513–20.

59. Schneeberger AG, Adams RA, Morrey BF. Semi-constrained total elbow replacement for the treatment of post-traumatic osteoarthrosis. J Bone Joint Surg Am. 1997;79:1211–22.

60. Mansat P, Morrey BF. Semiconstrained total elbow arthroplasty for stiff or ankylosed elbow. J Bone Joint Surg Am. 2000;82:1260–8.

61. Peden JP, Morrey BF. Total elbow replacement for the management of the ankylosed or fused elbow. J Bone Joint Surg Br. 2008;90:1198–204.

62. Morrey BF, Askew LJ, Chao EY. A biomechanical study of normal functional elbow motion. J Bone Joint Surg Am. 1981;63:872–7.

63. Charalambous CP, Morrey BF. Current concepts review: posttraumatic elbow stiffness. J Bone Joint Surg Am. 2012;94:1428–37.

64. Zubler V, Saupe N, Jost B, Pfirrmann CW, Hodler J, Zanetti M. Elbow stiffness: effectiveness of conven tional radiography and CT to explain osseous causes. Am J Roentgenol. 2010;194:W515–20.

65. Morrey BF. Complications of elbow arthroscopy. AAOS Instr Course Lect. 2000;49:255–8.

66. Mansat P, Morrey BF. Extrinsic contracture: lateral and medial column procedures. In: Morrey BF, editor. The elbow and its disorders. 4th ed. Philadelphia, Saunders/Elsevier; 2009. p. 487–98.

67. Mansat P, André A, Bonnevialle N. Extrinsic con-tracture release: medial "over the top" approach. In: Wiesel S, editor. Operative techniques in ortho paedic surgery, vol. 3, chapter 44. Wolters Kluwer, Philadelphia, Lippincott Williams & Wilkins; 2010. p. 3413–9.

68. Gallay SH, Richards RR, O'Driscoll SW. Intraarticular capacity and compliance of stiff and normal elbows. Arthroscopy. 1993;9:9–13.

69. O'Driscoll SW. Arthroscopic osteocapsular arthro plasty. In: Yamaguchi K, King GJW, McKee MD, O'Driscoll SWM, editors. Advanced reconstruction – elbow. The American Academy of Orthopaedic Surgeons; Rosemont, Illinois. 2007. p. 59–68.

70. Kelly EW, Morrey BF, O'Driscoll SW. Complications of elbow arthroscopy. J Bone Joint Surg Am. 2001; 83:25–34.

71. Savoie III FH, Field LD. Arthrofibrosis and complications in arthroscopy of the elbow. Clin Sports Med. 2001;20:123–9.

72. Haapaniemi T, Berggren M, Adolfsson L. Complete transection of the median and radial nerves during arthroscopic release of post-traumatic elbow

contracture. Arthroscopy. 1999;15:784–7.

73. Hahn M, Grossman JA. Ulnar nerve laceration as a result of elbow arthroscopy. J Hand Surg Br. 1998;23:109.

74. Dumonski ML, Arciero RA, Mazzocca AD. Ulnar nerve palsy after elbow arthroscopy. Arthroscopy. 2006;22:577.e1–3.

75. Gay DM, Raphael BS, Weiland AJ. Revision arthroscopic contracture release in the elbow result ing in an ulnar nerve transection: a case report. J Bone Joint Surg Am. 2010;92:1246–9.

76. Park JY, Cho CH, Choi JH, Lee ST, Kang CH. Radial nerve palsy after arthroscopic anterior capsular release for degenerative elbow contracture. Arthroscopy. 2007;23:1360.e1–3.

77. Marshall PD, Fairclough JA, Johnson SR, Evans EJ. Avoiding nerve damage during elbow arthroscopy. J Bone Joint Surg Br. 1993;75:129–31.

78. Mansat P, Bonnevialle N, Werner B. Indikationen und operationstechniken für kombinierte mediale und laterale eingriffe bei schwerer extrinsischer ellenbogensteife [Indications and technique of combined medial and lateral column procedures in severe extrinsic elbow contractures.] Orthopäde. 2011;40: 307–15.

第七章

慢性肘关节和前臂不稳定

作者：Matthias Vanhees, Frederik Verstreken
和 Roger P. van Riet
译者：查晔军

摘 要

肘关节不稳定分为内侧或外侧、急性或慢性。本文回顾了外侧副韧带创伤性或医源性损伤，强调了临床表现、诊断性查体和影像学检查的重要性。回顾了肘关节外侧不稳定目前的治疗趋势，包括切开和关节镜手术。内侧不稳定常见于投掷型运动员，可合并外翻过度负荷综合征。本文还回顾了这一疾病的病理解剖、诊断和治疗的关键因素。

关键词

肘关节外侧不稳定；肘关节内侧不稳定；后外侧旋转不稳定

流行病学

肘关节脱位常见，发生率为（6~13）/100000 人[1]。常见于男性[2]，60% 为非主力侧[3]。单纯肘关节脱位可闭合复位，但35%~45% 的病例可能发生慢性不稳定[4,5]。10%~50 % 的肘关节脱位[6] 是运动相关的肘关节脱位。肘关节骨折也可导致慢性不稳定，即使肘关节三联征治疗后仍有 5% 的患者存在不稳定[7,8]。

一种特殊类型的不稳定是外翻过度负荷综合征，内侧副韧带牵拉引起功能障碍或撕裂。这是投掷型运动员常见的损伤。

问题

慢性肘关节不稳定可以分为 3 种类型：内侧、外侧和纵向不稳定。内侧不稳定最常见于投掷型运动员，因内侧副韧带（MCL）受到循环微创伤（外翻过度负荷综合征）引起。慢性内侧不稳定也可见于单纯脱位，如前所述[4]。

后外侧旋转不稳定（PLRI）是最常见的外侧不稳定，因外侧尺骨副韧带（LUCL）[9]松弛或撕裂引起。尺桡骨纵向不稳定（LRUD），也称为 Essex-Lopresti 损伤，为轴向负荷导致桡骨头骨折、骨间膜撕裂和下尺桡关节（DRUJ）损伤[10]。

患者检查

临床检查

要询问患者受伤情况，是否有急性创伤性事件或诱发活动。MCL 撕裂时患者可感到或听到"嘭"的一声，患者通常主诉疼痛和功能障碍，病史采集时要包括这些信息。患者在初次主诉时常不表现为不稳定，但必须彻底询问肘关节受力时是否有不稳定。病史不仅有助于了解患者主诉的原因，还可以明确不稳定的类型和方向。

肘关节视诊常可发现内侧或外侧血肿。骨折或持续脱位的病例可出现明显畸形。要记录既往手术瘢痕的位置和可能的肌肉萎缩，还要检查活动范围、肱三头肌和肱二头肌的力量，以及抗阻力伸腕和屈腕。

进行彻底的神经血管检查，除外正中神经（骨间前神经）或桡神经（骨间后神经）病变。通过在屈肘和伸肘位触诊定位尺神经的位置（在肘管内或肘管外），检查并记录运动功能。不仅要除外创伤后的神经损伤，还要检查手术治疗后有无神经症状。

首先，抓住前臂在旋前或旋后位放松和拉紧动态结构[11]，不同的屈肘和伸肘角度施加静态内翻和外翻应力。屈肘 30°~90°时，MCL 前束是对抗外翻应力的主要结构，

而屈肘 120° 时 MCL 的前束和后束共同承担负荷[12]。伸肘时前关节囊更重要。抗内翻应力也是一样的道理，但是关节抗内翻应力的作用比抗外翻更重要。屈肘 90° 时约 75%的抗内翻应力来自于关节对合[13]。

特殊的临床试验对于诊断内侧间室不稳定十分有用。挤牛奶试验可用于动态评估韧带情况。检查者抓住同侧大拇指将肘关节完全屈曲，触诊肱尺关节间隙，若内侧韧带周围疼痛、关节间隙增宽，为试验阳性[14]。最后，活动应力试验是判断 MCL 损伤最精确的检查，敏感度为 100%，特异性为 75%。完全屈肘位施加外翻应力，检查者持续维持外翻应力将肘关节活动至完全伸肘（图 7.1）。试验阳性时，内侧副韧带有疼痛感，在屈肘 120°~70° 之间（疼痛弧）疼痛最明显[15]。

许多试验被用于评估肘关节外侧间室。轴移试验时需将前臂旋后，施加外翻应力，将肘关节从完全伸肘逐渐屈曲。此试验阳性时，伸直位肘关节半脱位，约屈肘 40° 时自发复位。由于 LUCL 松弛，可造成肱尺关节半脱位和肱桡关节继发脱位[9]。有时候患者清醒时很难进行轴移试验检查，恐惧可能会限制肘关节半脱位，因此恐惧是后外侧旋转不稳定的一种表现（图 7.2）。还有其他的一些试验，如俯卧撑试验、扶椅起立试验、桌面试验都是类似的试验。俯卧撑试验时，患者将上臂外展超过肩宽，进行主动俯卧撑，接近完全伸肘时出现恐惧或半脱位即为试验阳性[16]。扶椅起立试验更敏感，患者坐在椅子上，前臂旋后位屈肘 90° 撑住扶手站起。这两个试验的敏感度分别均为87.5%，而联合应用时可提高至 100%[16]。最

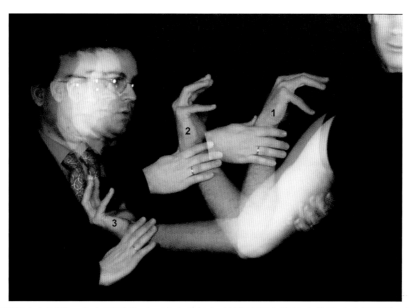

图 7.1　活动外翻应力试验　完全屈肘位时，检查者施加并维持恒定的轻度外翻应力逐渐伸肘，若肘关节副韧带处可诱发疼痛，且 120° 和 70° 之间最疼即为试验阳性（图片经 Samuel Antuna 允许后使用）

后，桌面试验时推着桌子做俯卧撑，这个试验包括两部分：若出现恐惧或半脱位时，检查者将桡骨头向前推稳定肱桡关节，并重复这一试验；若复位后可减轻症状即为试验阳性[3]。

检查轻度后外侧旋转不稳定最有用的试验之一是后抽屉试验。检查者触诊外侧关节间隙，将前臂相对于肱骨进行旋转，试验阳性时桡骨头向后旋转。进行该试验时不要进行前臂旋前或旋后，因为桡骨头的非圆形形态可能会将触诊手指向后推移，而不是检查到真正的向后半脱位[18]。

没有一个试验是 100% 精确的，因此，必须使用一个以上的试验进行检查。作者发现后抽屉试验是敏感度最高的。一组小样本量的关节镜下治疗轻度后外侧旋转不稳定的病例中，所有患者在门诊进行后抽屉试验、桌面试验和轴移试验的检查，所有患者 3 个

测试中至少有 2 个是阳性的，而后抽屉试验最敏感。

作者目前并不常通过麻醉下检查来决定是否手术，但对于怀疑有不稳定症状而门诊临床检查无法诱发的病例可以采用这种方法。虽然麻醉下检查常在术前进行，但目前为止并没有改变过作者是否手术的选择。

影像学检查

急诊室内怀疑有骨折或脱位时，或闭合复位后，都要拍摄 X 线平片，因为可能只有在肘关节复位后骨折才会明显。对于慢性不稳定患者，标准平片（前后位和侧位）也是必须的辅助检查手段，以判断骨性异常、骨折不愈合或畸形愈合、发育不良。体格检查时也可以采用拍摄应力位片和持续透视的方式，但作者目前不使用这种方式。

MRI 检查对于软组织损伤十分重要。急

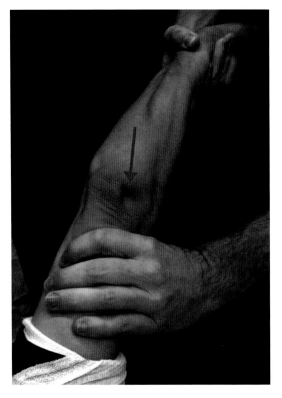

图 7.2 轴移试验 进行轴移试验时，将前臂旋后，施加外翻应力和轴向压应力，试验阳性时，桡骨头向后半脱位，出现酒窝征（蓝箭头）。继续屈肘时桡骨头可自行复位（经 MoRe 基金会允许使用）

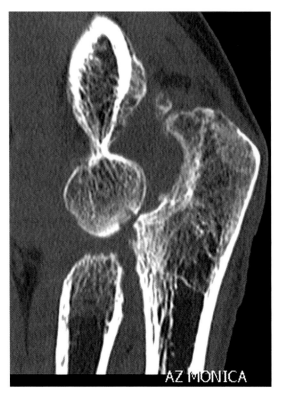

图 7.3 CT 扫描显示桡骨头切除后的严重慢性不稳定 冠状突骨性缺损引起进行性的不稳定（经 MoRe 基金会允许后使用）

性损伤时通常可看到 MCL 或 LUCL 损伤，但慢性不稳定时则很难看到，因为此时已经形成瘢痕组织[19]。肱骨、桡骨头或冠状突骨性损伤也可以通过 MRI 进行诊断，但骨性异常的病例采用 CT 扫描更合适。

CT 对于急性病例十分有用，可评估骨折块的数量和移位程度。例如，冠状突前内侧面骨折从 X 线平片上很难发现，而 CT 则可以很好进行诊断。CT 对于怀疑有骨性缺损的慢性病例也十分有用（图 7.3），可以评估骨赘形成或韧带钙化，这不仅可指导治疗，还可以判断预后。

外侧不稳定

病因

在我们的病例中，肘关节创伤累及骨性结构（桡骨头或冠状突）和（或）软组织是慢性外侧不稳定最常见的原因。转诊过来的患者主要是骨折切开复位内固定失败或不稳定非手术治疗失败的病例。既往伸肌总腱松解后不稳定[20]也是外侧不稳定和后续转诊相对常见的病因。

适应证

单纯肘关节脱位后外侧副韧带损伤通常无须手术，可以短期制动或无须制动，铰链式支具保护 6 周。创伤性肘关节外侧不稳定伴有桡骨头和（或）冠状突移位骨折是手术的适应证。适应证通常取决于骨折而不是韧带损伤[21]。

单纯肘关节脱位无法闭合复位或复位后肘关节仍明显不稳定时，可考虑急性期手术。手术的相对适应证是患者的职业需求或运动活动需求。高水平的运动员通常需要手术治疗，即使是单纯肘关节脱位。

绝大多数患者单纯肘关节脱位后结果良好，但小部分患者非手术治疗后有症状性松弛甚至不稳定。非手术治疗失败，出现复发性外侧不稳定，严重影响日常生活时，可考虑后期手术重建。通过肌腱移植重建韧带来治疗严重不稳定，这需要切开手术。而更轻度的不稳定影响功能、造成疼痛时，可在关节镜下重叠缝合外侧副韧带复合体。

手术入路

关节镜手术或切开手术均需在应用止血带的情况下进行。关节镜手术时需在侧卧位时进行，而切开手术时需仰卧位、将上臂置于侧桌上。关节镜下重叠缝合外侧副韧带复合体是一种标准的关节镜技术，这不是本章的范畴。

LUCL 重建时使用改良的 Kocher 入路，肘肌和尺侧腕伸肌间隙可通过两个肌腹间的脂肪束来辨别，显露整个外侧副韧带复合体。向前拉开尺侧腕伸肌，向后拉开肘肌。近端从外上髁松解伸肌总腱，注意不要

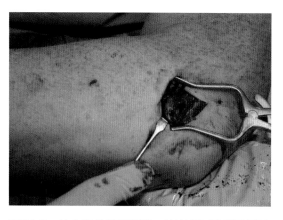

图 7.4 外上髁软组织剥脱 该患者可清晰显露肱骨小头（经 MoRe 基金会允许使用）

破坏残端，残端前方切开关节囊。通常整个外侧副韧带复合体从骨上撕脱，外上髁软组织剥离（图 7.4）。检查肱桡关节有无退行性改变。手术中必须充分显露肱骨小头外侧。固定屈曲畸形的患者须更充分地前方松解。远端沿间隙全程显露尺骨。切口远端可找到血管束，需电凝止血以避免术后出现大血肿。显露尺骨外侧，LUCL 止在尺骨近端旋后肌嵴一个小的结节上，触及旋后肌嵴，在桡骨头基底显露尺骨上的结节。

手术技术

切开手术

显露旋后肌嵴结节和外上髁后重建韧带。有多种不同的移植物和固定方式。通常使用的移植物包括自体掌长肌腱、腘绳肌或肱三头肌，或异体拇长伸肌腱或腘绳肌。这些移植物都已被证明具有足够的强度，因此，可根据术者的喜好来选择[22]。固定移植物最常用的技术是通过骨隧道固定的对接技术（docking technique）。其他固定方式包

括骨缝合锚、挤压螺钉、endobutton 祥钢板
或经骨缝合，或任意两者组合。

作者更喜欢使用异体拇长伸肌腱，没有
供区问题，且拇长伸肌腱的宽度和长度相对
固定，而自体或异体掌长肌腱则不固定。在
尺骨外侧旋后肌结节上打入导针，注意不要
钻透内侧皮质，避免医源性尺神经损伤。用
4.5mm 空心 endbutton 钻头开口，避免钻透
内侧皮质（图 7.5）。接着确定外侧副韧带复
合体的肱骨侧止点，肱骨小头为球形，外侧
副韧带止点位于球体的中心。从该中心至肱
骨后侧皮质钻入导针，该导针不能进入鹰嘴
窝，因为一旦置入内固定物会影响伸肘，导
针也不能向内侧打得太深以免损伤尺神经。
术者可决定是否松解外侧肌间隔和肱三头肌
的外侧部分，以充分显露肱骨后侧皮质，直
视下打入导针。用 6mm 的空心钻扩大外上
髁骨皮质（图 7.6），用 4.5mm 的 endobutton
钻头钻透第二层骨皮质。接着将 Ziploop 内
植物 (Biomet, Warsaw, IN, USA) 插入尺骨，
因为对侧皮质是完整的，这个操作相对比较
困难，因为内植物无法被拉过去，而是被塞
进去的。接着将异体肌腱穿过线圈，直到
1/3 位于线圈内，接着拉紧线圈。然后将第
二枚 ZipLoop 插入肱骨，可使用常规方式进
行，采用导针和内植物的穿梭缝合。一旦内
植物穿过对侧骨皮质，将钢板翻转固定在肱
骨后侧皮质上，必要时可直视下或透视下确
认钢板位置。接着将移植物长的一端穿过线
圈，线圈闭合时尽可能拉紧移植物。线圈拉
紧时，将移植物拉入肱骨骨隧道，而移植物
又进一步拉紧（图 7.7）。虽然此时移植物已
被双侧线圈有效固定，但作者还是喜欢将移
植物的肱骨端和尺骨端对折，用不可吸收缝

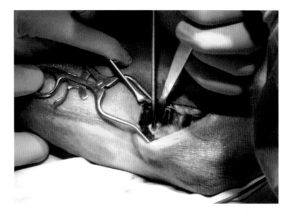

图 7.5　在尺骨 LUCL 止点打入导针，用 4.5mm
钻头钻透第一层皮质，制作一个骨隧道（经 MoRe
基金会允许使用）

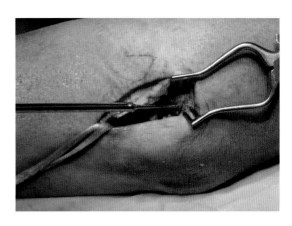

图 7.6　用 6mm 钻头在外上髁钻透骨皮质，制作
骨隧道以容纳移植物，用 4.5mm 钻头钻透对侧皮
质，使祥钢板穿过两层骨皮质，拉紧移植物并有效
固定（经 MoRe 基金会允许使用）

线将其与外侧关节囊和表面的伸肌总腱缝合
在一起。逐层缝合筋膜和皮肤（图 7.8）。

关节镜技术

可采用标准的关节镜技术检查关节，对
合并的损伤进行相应的处理，对所有的间室
进行彻底检查后将镜头插入桡骨头后方沟槽
内。通过软点入路切除滑膜以增加显露，触

及外上髁，用腰穿针从外上髁上外侧副韧带复合体止点插入桡骨头后方沟槽内，使针尖在视野下可见，将2号PDS缝线穿过腰穿针（图7.9），用抓钳将PDS缝线拉出软点入路，去除腰穿针。接着触诊桡骨头和尺骨皮下缘，LUCL止点位于桡骨头基底，接着从尺骨皮下缘插入腰穿针至桡骨头后方沟槽，将PDS缝线穿入关节内（图7.10）。也将该缝线从软点入路拉出，将两股线打结。接着将缝线尺侧游离端打一个环，将另一根PDS缝线穿过这个环至缝线中点，将肱骨端游离缝线

拉出，直至露出双股PDS线。去除原来的引线，剪断双股线，将4个游离断端从皮下经软点入路拉出，两股缝线分别拉紧后打结。

术后，使用可拆卸夹板制动24小时，避免患者麻醉苏醒时或周围神经阻滞仍有效时一些不可预见的活动。术后第一天，更换为动态肘关节支具。允许马上屈肘，最初两周限制伸肘60°位。2~4周，允许伸肘至30°，之后两周允许佩戴支具完全伸肘。通常绝大多数患者佩戴支具恢复活动范围后才开始物理治疗，但物理治疗师将一直帮助至恢复特定的运动，完全恢复运动通常在术后3~6个月。

结果和并发症

最近有两个研究报道了肘关节后外侧旋转不稳定LUCL重建的结果。Lin等报道，

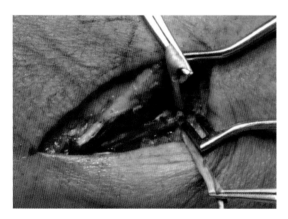

图 7.7　将移植物拉进外上髁（经 MoRe 基金会允许使用）

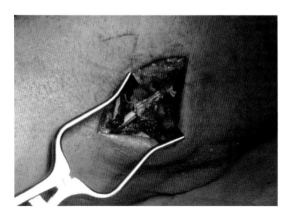

图 7.8　将移植物的几束缝合在一起加强固定（经 MoRe 基金会允许使用）

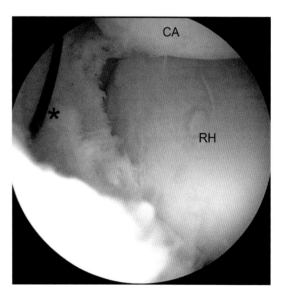

图 7.9　后外侧入路关节镜下观察　可看见桡骨头（RH）、肱骨小头（CA）以及外侧的 PDS 缝线（*），用该缝线折叠缝合外侧副韧带复合体（经 MoRe 基金会允许使用）

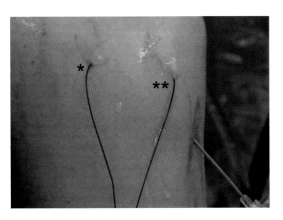

图 7.10 关节镜技术后外侧入路肘关节外侧观 第一根缝线自外上髁 (*) 的 LCL 复合体止点插入关 节，通过软点入路 (**) 拉出。在 LUCL 止点经腰 穿针穿入第二根缝线，注意贴着骨面插入，避免血 管神经并发症，也从软点入路拉出缝线，将两根缝 线打结重叠缝合 LCL 复合体（经 MoRe 基金会允 许使用）

术后平均随访 49 个月，14 例患者中有 13 例（93%）MEPS 评分（Mayo 肘关节评分） 结果优良 [23]。Jones 等报道，8 例患者重建 术后平均随访 7 年，患者结果均为优良，平 均 MEPS 评分为 87.5 [24]。

　　LUCL 重建术后最常见的并发症是偶发 性或持续性不稳定，术前严重不稳定的肘关 节最常见 [23,24]。关节镜手术的早期结果也较 满意，目前，作者使用该技术已两年余，治 疗患者近 20 例。目前的研究发现，总的结 果优良，可明显改善稳定性、MEPS 评分和 DASH 评分，没有相应的并发症。

内侧不稳定

病因

　　慢性内侧不稳定可由创伤或过度使用引

起。内侧副韧带 MCL 撕裂非手术治疗通常 可获得良好的结果，但有一部分患者可能会 出现内侧不稳定。过头型或投掷型运动员外 翻不稳定是另一种不同的情况，由 MCL 慢 性过度使用引起。例如，MCL 拉伸，逐渐不 足以承受网球发球时肘关节内侧所受的最大 力量。鹰嘴尖内侧缘可能会撞击鹰嘴窝内侧 缘，形成反应性骨赘。接着还会出现肱桡关 节的退行性变。

适应证

　　要求较低的患者非手术治疗通常恢复很 好，因为绝大多数日常活动肘关节不受外翻应 力。即使投掷型运动员非手术治疗后也有 42% 的机会恢复同水平的运动 [25]。要求高的运动员 和体力劳动者有持续性不稳定和疼痛症状、 至少 6 个月充分保守治疗（包括旋前屈肌肌 群的力量训练）无效，可考虑手术治疗。

手术入路

　　MCL 重建有多种技术、多种不同入路 和移植物。

　　MCL 可通过不同入路进行显露。Jobe 第一个描述通过内上髁和尺骨骨隧道进行 "8"字重建。该技术需游离屈肌总腱起点， 并进行尺神经前移 [26]，但是术后尺神经症 状很常见。

　　Hotchkiss 过顶入路（"over the top"）[27] 和尺侧腕屈肌劈开入路 [28] 可降低该并发症 的发生率。患者术前通常有尺神经症状 [29]， 但绝大多数病例可缓解，即使是在没有进行 尺神经前置的情况下。作者更喜欢尺侧腕屈 肌 FCU 劈开入路，尺神经置于原位，通常不进行松解。

手术技术

移植物的选择和固定与外侧相似，取决于术者的喜好[22]。作者更喜欢同种异体拇长伸肌，避免自体移植引起的供区并发症和解剖变异。

Jobe 提出了通过内上髁和尺骨上的骨隧道进行"8"字重建[26]。

同外侧一样，作者喜欢 endobutton 技术（Smith & Nephew, Warsaw, IN, USA）或 ZipLoop 技术（Biomet）。技术细节与外侧所述技术类似。在处理肱骨和尺骨侧骨隧道时，必须始终显露并保护尺神经。在尺骨高耸结节上打一尺骨骨隧道，高耸结节很容易触及。将纽扣钢板穿过尺骨第一层骨皮质，移植物固定于钢板。第二枚纽扣钢板穿过肱骨内上髁基底前下方的等长点，并通过肱骨后外侧的第二层骨皮质，避免进入鹰嘴窝。将移植物的一束或双束穿过纽扣钢板的线圈后拉紧维持张力，拉紧线圈将移植物进一步拉紧固定。移植物的几束可相互缝合达到双股或四股重建。

内外侧联合不稳定

病因

少部分病例可能需要用移植物同时重建内侧副韧带和外侧副韧带。这类患者有严重的内翻和外翻不稳定，导致复发性脱位。

适应证

若肘关节存在明显不稳定，可能需要进行环形移植物重建[30]。

手术入路

后正中切口，向内外侧游离全厚皮瓣。内、外侧入路与前面所述相同。

手术技术

从内向外通过肱骨旋转中心轴钻入导针，位置确定满意后，用 4.5mm 空心钻头扩孔，用夹线钳帮助将一根缝线穿过骨隧道。然后如前所述确定 MCL 前束和 LUCL 的尺骨侧止点，从内向外钻入导针通过这两个止点，扩孔后经骨隧道穿过缝线。将肌腱移植物用不可吸收缝线编制缝合，将线尾和移植物拉过骨隧道（图 7.11），在外侧拉紧移植物（图 7.12）并缝合残端。使用挤压螺钉避免移植物在骨隧道内的旋转（图 7.13）。如果还需要重建 MCL 后束，可附加第二个环。

术后策略

术后策略与所有重建方式相似。第一个 24 小时使用可拆卸支具，避免麻醉苏醒时或周围神经阻滞仍有效时一些不可预见的活动。术后第一天开始佩戴动态肘关节支具。允许立即屈肘，最初 2 周伸肘限制在 60°，2~4 周允许伸肘至 30°，之后两周允许佩戴支具完全伸肘。绝大多数患者佩戴支具恢复活动范围后，再开始物理治疗。但物理治疗师将一直帮助至恢复特定的运动，完全恢复运动通常在术后 3~6 个月。

结果和并发症

许多临床研究评估了 MCL 重建后的

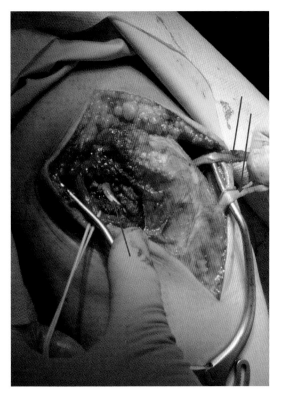

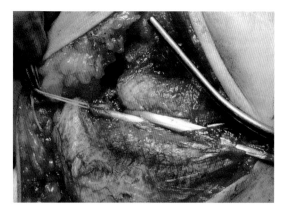

图 7.12 肘关节外侧观　在外侧拉紧移植物的两端并互相缝合，避免移植物较厚引起尺神经症状（经 MoRe 基金会允许使用）

图 7.11 肘关节后侧观　用血管环标记尺神经。蓝色箭头标记的是移植物。将残端从内向外经尺骨和肱骨骨隧道拉出（经 MoRe 基金会允许使用）

结果，患者群体主要是棒球运动员，容易发生这类损伤。MCL 重建技术结果优良率为 83~95%，平均恢复比赛时间为 13 个月[31-34]。虽然尺神经症状这一并发症发生率从游离屈肌时的 20% 降低到肌肉劈开入路时的 6%，但仍是重建术后主要的并发症。若将尺神经置于原位而不是传统的前移[35]，尺神经症状的发生率可进一步降低。

　　即使获得了坚强的重建，既往的关节退变仍会影响治疗的结果，对于单纯的内侧或外侧不稳定的病例明显也是如此。

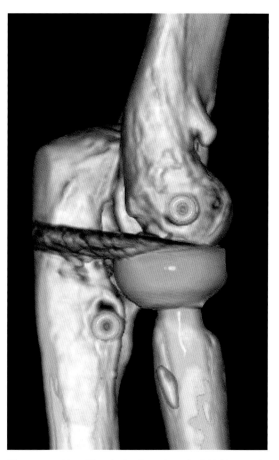

图 7.13 使用挤压螺钉进一步固定移植物，避免移植物在骨隧道中的旋转。注意术后 CT 扫描显示的桡骨头假体（经 MoRe 基金会允许使用）

前臂纵向不稳定

病因

Peter Essex-Lopresti 第一个提出了尺桡骨纵向不稳定（longitudinal radioulnar dissociation，LRUD）的概念，LRUD 包括桡骨头骨折、骨间膜（interosseous membrane，IOM）损伤和下尺桡关节（distal radioulnar joint，DRUJ）损伤[10]。这是一种很重要但并不常见的损伤，见于前臂的轴向压力损伤，仅占所有桡骨头骨折的 3%[36]。LRUD 诊断很困难，仅 25% 的患者在受伤时被正确诊断[36]。若没有恢复纵向稳定性，可能会发生桡骨上移，继发引起腕关节和肘关节问题[37]。

适应证

有伸肘位摔倒病史并被诊断为桡骨头骨折的患者是 LRUD 的高危人群，前臂出现肿胀和疼痛、腕关节旋前和旋后时出现疼痛、DRUJ 触痛和不稳定，这些都是 LRUD 可能的临床体征，需进一步检查（X 线片、超声或 MRI）明确。腕关节的 X 线片可显示桡骨向近端移位，MRI 和超声都可用于诊断骨间膜的急性损伤[38,39]。

通过检查证实存在 Essex-Lopresti 损伤，且桡骨头移位或粉碎，则必须进行手术治疗（图 7.14）。对于急性 LRUD 损伤的患者，最好是一期固定桡骨头，若无法固定，则需进行桡骨头置换。

慢性 LRUD 损伤患者治疗很困难，若原始治疗时切除了桡骨头，可能会有明显的症状。研究显示桡骨头切除后桡骨上移不超过 2mm 是正常的，绝大多数没有症状[40]。

但是 LRUD 损伤的患者，桡骨可能会上移更大，引起尺骨撞击综合征（ulnar abutment syndrome）或桡骨与肱骨小头的撞击磨损（图 7.15）。根据症状的严重程度、持续时间和桡骨上移的程度，治疗可以采用不同的手术方式。通常需要多种手术方式的结合。首先要进行桡骨头假体置换，肱骨小头骨量减少可能会引起肱骨小头吸收或磨损，此时最好同时置换肱骨小头。对于严重 LRUD 的患者，可能还需同时重建骨间膜和 DRUJ。对于慢性损伤患者，可采用自体或异体髌腱骨 - 腱 - 骨的方式重建骨间膜，特别是骨间膜中央束。重建 DRUJ 的稳定也有多种手术方式[41]，但 Adams 和 Berger[42] 提出的方式可能是最常用的方法。该术式主要是通过肌腱移植物解剖重建掌侧和背侧的下尺桡韧带。慢性病例无法恢复正常的尺骨变异（ulnar variance）时，最后可能还需要进行尺骨短缩截骨。

手术入路：桡骨头

自外上髁向下延伸做外侧 3cm 长切口，触诊外侧副韧带，但通常已撕裂[36]。在 LCL 前方锐性劈开伸肌总腱，纵行切开环状韧带，显露桡骨头。若损伤时 LCL 已撕裂，则显露更清楚。若需要进一步扩大显露范围，如进行肱桡关节假体置换，则可从外上髁锐性剥离 LCL。

手术技术：桡骨头

急性损伤时，可使用两枚无头空心螺钉进行切开复位内固定。注意螺钉不要穿过对侧皮质，否则会影响旋前旋后，并引起上尺桡关节炎。若无法固定桡骨头，则需切除

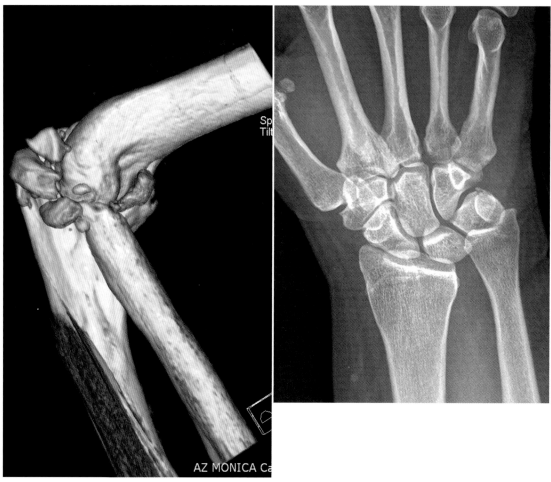

图 7.14　前臂和肘关节急性创伤，出现桡骨头骨折、IOM 撕裂和下尺桡韧带损伤。这是急性 Essex-Lopresti 损伤的经典表现（经 MoRe 基金会允许使用）

全部骨折块，并用摆锯去除残留桡骨头。通过桡骨牵拉试验（radius pull test）检查纵向稳定性 [43]，桡骨相对尺骨向近端移位超过 2mm 为阳性，说明存在 LRUD，此时需进行金属桡骨头假体置换。另一种选择是修复或重建骨间膜，但作者认为急性病例并不适用。桡骨头假体置换的特殊手术技术取决于假体的类型，但基本技术是一致的。通过髓腔锉处理桡骨髓腔，决定假体柄的粗细，原始桡骨头的大小决定了桡骨头假体的大小，然后插入试模，以小半月切迹作为模板确定假体的高度，桡骨头应与小半月切迹的近侧缘平齐 [44]，必要时从桡骨颈去除多余骨质。若肱骨小头骨质疏松明显或有严重的创伤性关节炎，可同时进行肱骨小头置换，所需的工具和手术技术取决于器械制造商，肱骨小头假体采用骨水泥固定。然后插入最终的桡骨头假体，并修复所有的外侧结构。若 LCL 已撕裂或被游离，作者喜欢使用骨锚进行修复，将 LCL 和伸肌总腱缝紧。

图 **7.15**　A. 桡骨头切除后数月，症状明显的骨间膜陈旧损伤患者的双腕关节正位片。注意右侧桡骨向近端轻度移位，患者存在腕关节疼痛和前臂背侧轻度不适感。B. 桡骨头假体置换后，患者症状明显改善（经 Samuel Antuna 允许使用）

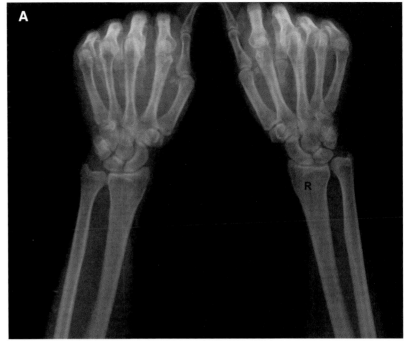

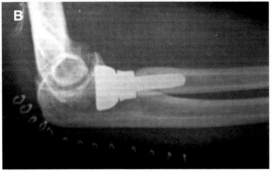

手术入路：骨间膜

重建骨间膜时须采用双切口，先在尺骨下 2/3 处做一小的纵切口，在桡骨上 1/3 处做另一小的纵切口，进一步分离至桡骨和尺骨，确保在伸肌的掌侧操作。

手术技术：骨间膜

从尺骨向桡骨插入一把止血钳，必须确保位于伸肌深层，同时保护前后骨间神经，止血钳必须从桡侧肱桡肌和桡侧腕伸肌间隙穿出，穿出前须显露并保护桡背侧感觉神经。

将自体或异体髌腱骨 - 腱 - 骨的两侧骨块按桡骨和尺骨的大小进行修整，髌腱移植物和尺骨纵轴之间的角度应为 21°[45,46]。

用止血钳帮助插入移植物，先固定尺侧。然后将前臂置于轻度旋后位，再固定桡侧。关闭伤口前要检查旋前和旋后。

手术入路：下尺桡关节 DRUJ

从尺骨茎突水平开始在第五和第六伸肌

间室之间做一 4cm 长切口，打开第五伸肌间室，保留远端部分完整，向尺侧拉开小指伸肌，切开 DRUJ 关节囊，此时可清楚显露 DRUJ 关节面，注意不要打开尺侧腕伸肌腱鞘，其对于尺腕关节稳定性十分重要[42]。

手术技术：下尺桡关节 DRUJ

先在桡骨远端钻一骨隧道。在月骨窝近端、乙状切迹桡侧平行于关节面打入 1 枚导针，透视证实导针没有打入软骨下骨，用 4mm 空心钻头在桡骨远端钻一骨隧道，将自体掌长肌腱穿过这个骨隧道。

然后钻尺侧骨隧道。在尺侧凹和尺骨颈之间斜向近端打入 1 枚导针，出口在尺侧腕伸肌掌侧，用空心钻头钻一骨隧道。将肌腱移植物的两端穿过尺侧骨隧道。在尺骨颈部位贴着尺骨自背侧向掌侧穿入一把止血钳，夹住肌腱移植物的一头拉向背侧，注意不要夹住任何神经或血管。将移植物的两头拉紧并沿尺骨颈相互缝合[42]。也可以使用缝合锚来代替。

手术入路：尺骨短缩截骨术

自尺骨茎突尖近端 3~4cm 开始向近端沿尺骨做一 8cm 长纵行切口，钝性分离皮下和尺侧腕屈肌，保护尺神经的感觉支。

手术技术：尺骨短缩截骨术

锐性切开尺侧腕屈肌（flexor carpi ulnaris，FCU）筋膜至其尺骨止点，后期需进行修复。钝性剥离 FCU 显露尺骨掌侧面，注意不要破坏骨膜，否则会引起不必要的尺骨去血管化。术前根据腕关节影像学确定尺骨短缩的长度，以恢复下尺桡关节的正

常匹配，即尺骨正向变异 1mm 左右。器械厂商提供了许多工具和方法，包括钻孔和截骨模板以达到精确的短缩截骨和稳定的钢板固定。文献报道有横行、斜行或梯形（step-cut）截骨术，但没有一种对于愈合时间有绝对的优势。作者更喜欢横行截骨术，因为技术上更简单，对骨的去血管化也更小，可以采用商用双锯片进行精确截骨。截骨时注意要使用新的锯片，并使用冷盐水冲洗，从而降低发热对骨的损伤。将骨良好对位并使用钢板稳定固定，作者认为术后无须进行制动。关于尺骨短缩截骨的 Meta 分析显示平均愈合时间为 10.3 周，但这取决于使用的愈合标准。作者通常在 X 线片上可见桥接骨痂形成时允许恢复完全正常的活动。

结果和并发症

总的来说，绝大多数患者金属桡骨头假体置换的结果很好[47]。

桡骨头假体置换后最常见的并发症是关节僵硬、复发不稳定、无菌性松动和肘关节退行性变，包括肱骨小头磨损[48]。

Heijink 等报道采用单极金属桡骨头治疗了 8 例 Essex-Lopresti 损伤的患者，5 例有复发性不稳定，需进行翻修手术，说明对于这些慢性病例想获得满意的结果很困难[49]。

Adams 等报道采用尺骨短缩截骨和髌腱骨 - 腱 - 骨重建骨间膜中央束治疗了 16 例患者，94% 主诉腕部不适感改善，与术前相比握力改善 31%。最终随访时尺骨变异平均减小了 1.5mm。最常见的主诉是自体肌腱供区不适。因此，异体肌腱移植物是一种更好的选择[45]。

Adams 等发现 1~4 年随访时 14 例 DRUJ 重建患者中有 12 例恢复了稳定性，并且症状减轻，所有患者恢复了接近正常的旋前和旋后。2 例患者有复发性的 DRUJ 不稳定。有 2 例患者在尺神经背侧皮支支配区有一过性的感觉异常和敏感度减退，但术后 4 个月这些症状消失[42]。

结　论

肘关节不稳定不能考虑为一个单一因素，骨性结构和软组织结构同时起作用。有许多不同的技术可重建内侧和外侧结构，但基本上双侧类似。对肘关节解剖的精确认识有助于避免发生严重的并发症，如神经损伤。

慢性病例中，直接韧带修复很困难，绝大多数病例建议采用韧带移植物进行重建。自体或异体移植物均可使用，取决于术者的喜好。移植物的固定也有许多不同的方式，作者更喜欢使用异体伸拇肌腱，经骨隧道用袢钢板 Endobutton 技术来固定肌腱移植物。内侧和外侧重建的结果通常很满意，并发症发生率也可接受。

少数严重内侧和外侧不稳定的病例，需要同时重建内侧和外侧韧带。必要时可使用环形移植物技术同时重建内侧和外侧，将肌腱移植物自身缝合，并用一或两枚挤压螺钉进一步固定。虽然这类困难的病例结果很满意，但一定程度上再手术率更高，因此应将这种手术方式作为最终的挽救手术。

纵向不稳定十分复杂，手术治疗的结果相对不可预测，可能是令人失望的。因为对于肘关节不稳定的患者，早期检查是获得良好结果的关键，一旦确定诊断，就可以决定治疗方案，以及是否需要手术。软组织损伤引起的 LRUD 通常不需要手术治疗，但一旦合并了骨性不稳定，就需要手术治疗。急性桡骨头置换很简单，可避免 LRUD 患者后期的严重并发症。一旦肘、前臂或腕关节出现继发性的病变，就很难恢复功能和阻止退变进展。

参考文献

1. Josefsson PO, Johnell O, Wendeberg B. Ligamentous injuries in dislocations of the elbow joint. Clin Orthop Relat Res. 1987;221:221–5.

2. DeLee JC, Drez D, Miller MD. DeLee & Drez's orthopaedic sports medicine: principles and practice. 3rd ed. Philadelphia: Saunders (Elsevier); 2009. ISBN 978-1-4160-3143-7.

3. Josefsson PO, Nilsson BE. Incidence of elbow dislo cation. Acta Orthop Scand. 1986;57(6):537–8.

4. Eygendaal D, Verdegaal SH, Obermann WR, van Vugt AB, Poll RG, Rozing PM. Posterolateral dislo cation of the elbow joint. Relationship to medial insta bility. J Bone Joint Surg Am. 2000;82(4):555–60.

5. Mehlhoff TL, Noble PC, Bennet JB. Simple disloca- tions of the elbow in the adult: results after closed treatment. J Bone Joint Surg Am. 1988;70:244–9.

6. Kenter K, Behr CT, Warren RF, O'Brien SJ, Barnes R. Acute elbow injuries in the National Football League. J Shoulder Elbow Surg. 2000;9(1):1–5. S1058274600994795 [pii].

7. Forthman C, Henket M, Ring DC. Elbow dislocation with intra-articular fracture: the results of operative treatment without repair of the medial collateral liga- ment. J Hand Surg Am. 2007;32(8):1200–9. doi:10.1016/j.jhsa.2007.06.019. S0363– 5023(07)00629–6 [pii].

8. Pugh DM, Wild LM, Schemitsch EH, King GJ, McKee MD. Standard surgical protocol to treat elbow dislocations with radial head and coronoid fractures. J Bone Joint Surg Am. 2004;86-A(6):1122–30.

9. O'Driscoll SW, Bell DF, Morrey BF. Posterolateral rotatory instability of the elbow. J Bone Joint Surg Am. 1991;73(3):440–6.

10. Essex-Lopresti P. Fractures of the radial head with distal radio-ulnar dislocation; report of two cases. J Bone Joint Surg Br. 1951;33B(2):244–7.

11. Park MC, Ahmad CS. Dynamic contributions of the flexor-pronator mass to elbow valgus stability. J Bone Joint Surg Am. 2004;86-A(10):2268–74. 86/10/2268 [pii].

12. Callaway GH, Field LD, Deng XH, Torzilli PA, O'Brien SJ, Altchek DW, Warren RF. Biomechanical evaluation of the medial collateral ligament of the elbow. J Bone Joint Surg Am. 1997;79(8):1223–31.

13. Morrey BF, An KN. Articular and ligamentous contri- butions to the stability of the elbow joint. Am J Sports Med. 1983;11(5):315–9.

14. Veltri DM, O'Brien SJ, Field FP, editors. The milking maneuver: a new test to evaluate the MCL of the elbow in the throwing athlete. Presented at the 10th open meeting of the American Shoulder and Elbow Surgeons Specialty Day, New Orleans, 17 Feb 1994.

15. O'Driscoll SW, Lawton RL, Smith AM. The "mov ing valgus stress test" for medial collateral ligament tears of the elbow. Am J Sports Med. 2005;33(2): 231–9.

16. Regan W, Lapner PC. Prospective evaluation of two diagnostic apprehension signs for posterolateral instability of the elbow. J Shoulder Elbow Surg. 2006;15(3):344–6. doi:10.1016/j.jse.2005.03.009. S1058–2746(05)00111–4 [pii] .

17. Arvind CH, Hargreaves DG. Tabletop relocation test: a new clinical test for posterolateral rotatory instability of the elbow. J Shoulder Elbow Surg. 2006;15(6):707–8. doi:10.1016/j.jse.2006.01.005. S1058–2746(06)00075–9 [pii].

18. O'Driscoll SW, Jupiter JB, King GJW, Hotchkiss RN, Morrey BF. The unstable elbow. J Bone Joint Surg Am. 2000;82(A-5):724–38.

19. Grafe MW, McAdams TR, Beaulieu CF, Ladd AL. Magnetic resonance imaging in diagnosis of chronic posterolateral rotatory instability of the elbow. Am J Orthop (Belle Mead NJ). 2003;32(10):501–3; discus sion 4.

20. McKee MD, Schemitsch EH, Sala MJ, O'Driscoll SW. The pathoanatomy of lateral ligamentous disrup tion in complex elbow instability. J Shoulder Elbow Surg. 2003;12(4):391–6. doi:10.1016/mse.2003. S1058274603000272. S1058274603000272 [pii].

21. Kaas L, van Riet RP, Turkenburg JL, Vroemen JP, van Dijk CN, Eygendaal D. Magnetic resonance imaging in radial head fractures: most associated injuries are not clinically relevant. J Shoulder Elbow Surg. 2011;20(8):1282–8. doi:10.1016/j.jse.2011.06.011. S1058–2746(11)00270–9 [pii].

22. Baumfeld JA, van Riet RP, Zobitz ME, Eygendaal D, An KN, Steinmann SP. Triceps tendon properties and its potential as an autograft. J Shoulder Elbow Surg. 2010;19(5):697–9. doi:10.1016/j.jse.2009.12.001. S1058–2746(09)00555–2 [pii].

23. Lin KY, Shen PH, Lee CH, Pan RY, Lin LC, Shen HC. Functional outcomes of surgical reconstruction for posterolateral rotatory instability of the elbow. Injury. 2012;43(10):1657–61. doi:10.1016/j.injury.2012.04.023. S0020–1383(12)00168–4 [pii].

24. Jones KJ, Dodson CC, Osbahr DC, Parisien RL, Weiland AJ, Altchek DW, Allen AA. The docking technique for lateral ulnar collateral ligament reconstruction: surgical technique and clinical outcomes. J Shoulder Elbow Surg. 2012;21(3):389–95. doi:10.1016/j.jse.2011.04.033. S1058–2746(11)00202–3 [pii].

25. Rettig AC, Sherrill C, Snead DS, Mendler JC, Mieling P. Nonoperative treatment of ulnar collateral ligament injuries in throwing athletes. Am J Sports Med. 2001;29(1):15–7.

26. Jobe FW, Stark H, Lombardo SJ. Reconstruction of the ulnar collateral ligament in athletes. J Bone Joint Surg Am. 1986;68(8):1158–63.

27. Hotchkiss RN, Kasparyan NG. Themedial"Overthe top" approach to the elbow. Tech Orthop. 2000;15(2): 105–12.

28. Ring D, Doornberg JN. Fracture of the anteromedial facet of the coronoid process. Surgical technique. J Bone Joint Surg Am. 2007;89(Suppl 2 Pt.2):267–83. doi:10.2106/JBJS.G.00059. 89/2_suppl_2/267 [pii].

29. Conway JE, Jobe FW, Glousman RE, Pink M. Medial instability of the elbow in throwing athletes. Treatment by repair or reconstruction of the ulnar collateral ligament. J Bone Joint Surg Am. 1992;74(1):67–83.

30. van Riet RP, Bain GI, Baird R, Lim YW. Simultaneous reconstruction of medial and lateral elbow ligaments for instability using a circumferential graft. Tech Hand Up Extrem Surg. 2006;10(4):239–44.

31. Dodson CC, Thomas A, Dines JS, Nho SJ, Williams 3rd RJ, Altchek DW. Medial ulnar collateral ligament reconstruction of the elbow in throwing athletes. Am J Sports Med. 2006; 34(12):1926–32. doi:10.1177/0363546506290988. 0363546506290988 [pii].

32. Kodde IF, Rahusen FT, Eygendaal D. Long-term results after ulnar collateral ligament reconstruction of the elbow in European athletes with interference screw technique and triceps fascia autograft. J Shoulder Elbow Surg. 2012;21(12):1656–63. doi:10.1016/j.jse.2012.07.010.

33. Koh JL, Schafer MF, Keuter G, Hsu JE. Ulnar collateral ligament reconstruction in elite throwing athletes. Arthroscopy. 2006;22(11):1187–91. doi:10.1016/j. arthro.2006.07.024. S0749–8063(06)00902–9 [pii].

34. Thompson WH, Jobe FW, Yocum LA, Pink MM. Ulnar collateral ligament reconstruction in athletes: muscle-splitting approach without transposition of the ulnar nerve. J Shoulder Elbow Surg. 2001;10(2):152–7. doi:10.1067/ mse.2001.112881. S1058–2746(01)10913–4 [pii].

35. Vitale MA, Ahmad CS. The outcome of elbow ulnar collateral ligament reconstruction

in overhead athletes: a systematic review. Am J Sports Med.2008;36(6):1193– 205. doi:10.1177/0363546508319053.

36. van Riet RP, Morrey BF, O'Driscoll SW, Van Glabbeek F. Associated injuries complicating radial head fractures: a demographic study. Clin Orthop Relat Res. 2005;441:351–5.

37. Trousdale RT, Amadio PC, Cooney WP, Morrey BF. Radio-ulnar dissociation. A review of twenty cases. J Bone Joint Surg Am. 1992;74(10):1486–97.

38. Failla JM, Jacobson J, van Holsbeeck M. Ultrasound diagnosis and surgical pathology of the torn interosse ous membrane in forearm fractures/dislocations. J Hand Surg Am. 1999;24(2):257–66. doi:10.1053/ jhsu.1999.0257. S0363–5023(99)82539–8 [pii].

39. McGinley JC, Roach N, Hopgood BC, Limmer K, Kozin SH. Forearm interosseous membrane trauma: MRI diagnostic criteria and injury patterns. Skeletal Radiol. 2006;35(5):275–81. doi:10.1007/s00256–005–0069-x.

40. Morrey BF, Chao EY, Hui FC. Biomechanical study of the elbow following excision of the radial head. J Bone Joint Surg Am. 1979;61(1):63–8.

41. Kakar S, Carlsen BT, Moran SL, Berger RA. The management of chronic distal radioulnar instability. Hand Clin. 2010;26(4):517–28. doi:10.1016/j. hcl.2010.05.010. S0749–0712(10)00044–2 [pii].

42. Adams BD, Berger RA. An anatomic reconstruction of the distal radioulnar ligaments for posttraumatic distal radioulnar joint instability. J Hand Surg Am. 2002;27(2):243–51. S0363502302983917 [pii].

43. Smith AM, Urbanosky LR, Castle JA, Rushing JT, Ruch DS. Radius pull test: predictor of longitudinal forearm instability. J Bone Joint Surg Am. 2002; 84-A(11):1970–6.

44. van Riet RP, van Glabbeek F, de Weerdt W, Oemar J, Bortier H. Validation of the lesser sigmoid notch of the ulna as a reference point for accurate placement of a prosthesis for the head of the radius: a cadaver study. J Bone Joint Surg Br. 2007;89(3):413–6. doi:10.1302/0301–620X.89B3.18099. 89-B/3/413

[pii].

45. Adams JE, Culp RW, Osterman AL. Interosseous membrane reconstruction for the Essex-Lopresti injury. J Hand Surg. 2010;35(A):129–36.

46. Skahen JR, Palmer AK, Werner FW, Fortino MD. The interosseous membrane of the forearm: anatomy and function. J Hand Surg. 1997;22(A):981–5.

47. Smets S, Govaers K, Jansen N, van Riet RP, Schaap M, Van Glabbeek F. The floating radial head prosthe sis for comminuted radial head fractures: a multicen tric study. Acta Orthop Belg. 2000;66(4):353–8.

48. van Riet RP, Sanchez-Sotelo J, Morrey BF. Failure of metal radial head replacement. J Bone Joint Surg Br. 2010;92(5):661–7. doi:10.1302/0301–620X.92B5.23067.

49. Heijink A, Morrey BF, van Riet RP, O'Driscoll SW, Cooney 3rd WP. Delayed treatment of elbow pain and dysfunction following Essex-Lopresti injury with metallic radial head replacement: a case series. J Shoulder Elbow Surg. 2010;19(6):929–36. doi:10.1016/j.jse.2010.03.007. S1058–2746(10)00119–9 [pii].

第八章 肘关节炎

作者：Charlie Talbot 和 David Stanley

译者：孙志坚

摘 要

不同肘关节疾病的终末阶段均可表现为肘关节炎。本章介绍了肘关节早期骨性关节炎、类风湿关节炎及创伤性关节炎的重要临床特点及诊断策略。已证实对严重关节损伤患者进行全肘关节置换手术是一种最佳的治疗方案，但是，恰当的适应证选择和娴熟的手术技术对减少并发症的发生同样必不可少。本章将为读者就肘关节炎进行简单但全面的介绍。

关键词

关节炎；全肘关节置换术；关节镜

流行病学

肘关节炎相对较罕见，且常无症状，其特征表现为肘关节活动范围的减少和疼痛，主要可分为创伤性、退变性和炎症性。

创伤性关节炎是由肘关节关节内骨折造成的，骨折或未完全复位，或合并了软骨损伤。创伤性关节炎的发生率比退变性和类风湿关节炎低。退变性肘关节炎通常发生于 40 岁以上男性的优势臂，尤其多见于体力劳动者。虽然有报道称有症状的肘关节炎的发病率有种族差异，但其总体发病率约为 2%[1]。类风湿关节炎是一种原因不明的免疫介导性炎症性疾病，多见于女性，男女发病率在 1/（2~4），总发病率为 0.5%~2%[2]。靶向药物等内科治疗的发展使得类风湿患者需要手术干预的数量显著降低。但是，对于充分药物治疗仍有持续症状的患者，手术治疗通常还是有益的。

存在的问题

肘关节炎最常继发于创伤、退行性改变或进展性炎症性疾病（最常见的是类风湿关节炎）。其他的病变，包括银屑病、血友病、感染和神经性病变，也可导致类似的关节炎改变。

骨性关节炎的病因目前并未完全阐明。

肘关节原发性骨性关节炎在体力劳动者中更常见[3]；同样，反复外伤毫无疑问也是一个重要因素，其他诸如基因构成 genetic make-up 也会影响疾病的发展。

非手术治疗适用于有症状的早期患者，手术则应用于更晚期的患者。手术方式包括保留关节的手术（关节镜或切开清理术，包括骨赘的切除和关节囊松解），关节成形术（间隔成形或置换术）和融合术。治疗应该个性化，但总体上可分为适用于退变性关节炎与创伤后关节炎的手术，以及更适用于炎症性疾病的手术。

患者病情检查

病史

创伤后关节炎和骨性关节炎患者通常具有以下三种表现。最常见的表现是关节疼痛和伸肘受限，偶尔还会有屈肘受限。由于肱桡关节的退变，患者在握拳时前臂旋转并承受应力，症状会加重（握拳研磨试验）。第二常见的表现是关节绞索或撞击等机械性症状，以及由此诱发的急性疼痛发作。伸肘时鹰嘴和鹰嘴窝会出现后方撞击，屈肘时冠状突与肘窝出现前方撞击，并导致剧烈的前方撞击痛。骨赘通常会黏附在关节囊上，但有时也会形成游离体，如果游离体卡在关节面之间，就会导致肘关节绞索。还有一种较少见的主诉是尺神经症状，但是尺神经症状作为其他症状的伴随症状并不少见，可发生在高达 50% 的肘关节炎患者中[4]。

活动性炎症性关节病患者会主诉肘关节肿胀、活动受限、疼痛和肘关节畸形。这些患者通常都在接受针对该疾病的治疗，因此，着重询问患者的用药史非常重要。

临床检查

充分暴露是获得肘关节良好查体的关键。视诊应该评估软组织状况（尤其是创伤后患者或既往接受肘关节手术者）和提携角（患者存在屈曲挛缩畸形时可能无法充分评估）。评估肘关节活动范围（屈伸活动和前臂旋转活动），并记录主动和被动活动时最大活动范围。被动活动至最大角度时，可能会引起患者不适。中弧痛符合软骨缺损的表现。肘关节伸直时，肱骨内外侧髁应该与鹰嘴尖位于一条直线上，而屈曲 90° 时，3 个骨性标记则形成一等边三角形结构。该对位关系丧失可能提示骨折、畸形愈合、脱位、先天性或结构性异常。握拳研磨试验用于评估肱桡关节疾病。类风湿肘关节患者常出现肿胀，同时合并疼痛和活动受限，还需要检查该类患者肘关节稳定性。

患者均需进行详细的神经检查，因为尺神经在肘关节炎患者中出现损伤的风险较高，临床医生尤其需要记录尺神经的感觉和运动功能状况。

影像学

检查肘关节正侧位 X 线平片通常即可确诊肘关节炎。在骨性关节炎患者中，鹰嘴尖、冠状突尖和桡骨头通常可见到特征性骨赘，同时伴有鹰嘴窝增厚。肱桡关节的关节间隙变窄在特发性骨性关节炎患者中出现相对较晚，在炎症性肘关节病中更为常见。X线平片中可能发现游离体，但难以定位，因此，需要进行 CT 或 MRI 等断层扫描确定游离体位置，同时判断撞击性骨赘的位置。炎症性关节病变影像学上会出现特征性关节破坏和侵蚀性表现。创伤后肘关节炎患者影像学上可以仅出现关节炎征象，也可出现关节不匹配引起的畸形或骨折的畸形愈合或复位不佳等表现。

创伤后关节炎

适应证

创伤后关节炎在受到肘关节创伤的男性和女性患者中均可发生，尤其多发于肱骨远端关节内粉碎性骨折患者。肘关节创伤后关节炎的退行性改变会持续进展，但患者出现症状的速度却因人而异。对于受伤时出现软骨损伤漏诊的患者和关节内骨折复位不佳或未解剖复位的患者，症状进展可能非常快，因而需要手术干预。此外，对于内侧副韧带损伤患者，肘关节会受到过大的外翻应力，随着时间的推移会出现后内侧撞击，导致鹰嘴和肱骨后内侧骨赘形成。创伤还可导致肘关节僵硬，且通常非手术治疗无效。关节内或关节周围软组织和骨性异常均可导致肘关节活动受限。骨折畸形愈合导致的关节不匹配、关节粘连以及创伤后关节炎合并的关节囊增厚、关节外软组织挛缩或异位骨化形成均可导致创伤后肘关节僵硬。

手术方式的选择应该因人而异，主要取决于导致创伤后关节疼痛的原因以及可能与关节僵硬相关的因素。

通常来讲，如果肘关节只有骨赘形成，而关节间隙保留良好，会采取关节镜下或者切开的保留关节性手术。关节镜通常用于病

变不太严重的患者，例如肘关节内多发游离体取出、无明显骨性改变的冠状突和鹰嘴骨赘切除，以及轻度关节僵硬的松解等。如果肱桡关节有退行性改变，并出现了临床症状，则行桡骨头切除术。出现尺神经症状时，行尺神经移位或减压术。而当关节出现明显损伤时，则需行间隔成形术或关节置换术。间隔成形术适用于相对年轻（＜65岁），对关节功能要求较高、需要有一个稳定的肘关节的患者；对于年龄较大、对功能要求不高者，可考虑行全肘关节置换术。

在我们实际临床工作中，关节镜手术用于游离体形成及鹰嘴尖和冠状突尖骨赘形成的早期病变。对于出现明显僵硬的晚期病变，会采用肘关节松解手术，根据活动受限的方向（屈曲受限或伸直受限）决定切除前方或后方关节囊。

间隔式关节成形术用于关节面损伤并出现畸形的年轻患者。但是根据作者的经验，该术式的效果并不确切，而且也无法预测哪些患者会获得好的结果、哪些患者仍有疼痛和其他不适症状。

对于创伤后肘关节炎，全肘关节置换术仅适用于老年患者，而且患者同意在使用肘关节时会受到一些限制。重体力活动会导致关节置换手术的早期失败，并需要进行翻修手术。

手术技术

关节镜下清理术

关节镜下清理术的使用越来越普遍，但是该术式需要术者精通肘关节的解剖以及周围神经血管结构，同时需要具备完成手术的

操作能力。与切开手术相比，关节镜下手术的优点包括软组织损伤少、手术瘢痕小、患者恢复更快、住院时间缩短。而且，关节镜手术允许术者处理所有潜在病变。与开放手术相比，关节镜手术即使没有达到更佳的效果，也可以获得与开放手术相似的结果。

关节镜手术的禁忌证包括严重退行性改变、严重关节僵硬、多发异位骨化、明显关节不匹配以及手术医生经验缺乏。对存在游离体患者以及轻度骨赘形成和轻度僵硬患者，关节镜手术效果最佳。有报道关节镜下肘关节松解取得了良好的效果[5,6]。单纯关节镜下松解可以改善患者的屈伸活动，但前臂旋转的改善并不理想。

行肘关节镜手术时，患者全麻后取侧卧位，上臂近端扎止血带。首先，使用前内侧入路检查前间室，同时观察关节面情况。然后通过外侧入路使用关节镜磨钻清除游离体及冠状突尖与肱骨前方的骨赘。最后进入后间室，采用同样的方法切除鹰嘴尖和鹰嘴窝骨赘（图 8.1）。如果患者存在伸直受限，准备进行关节囊松解，我们喜欢从后间室开始，以免先切除前方关节囊后出现明显肿胀。如果患者存在屈曲受限，则先清理前间室并清除游离体，然后进入后间室，从肱骨后方切除关节囊。行关节松解时，可以使用关节镜软组织刨刀或关节镜打孔器。手术时需特别注意避免损伤桡神经，其走行于桡骨头前方的一束脂肪组织中。手术中可反复检查肘关节的活动范围以确定需要切除或松解的范围。在手术结束时进行轻柔的推拿可能获得额外的活动度。

检查内外侧沟，在内侧特别注意避免损伤尺神经，同样如果存在游离体则予以清

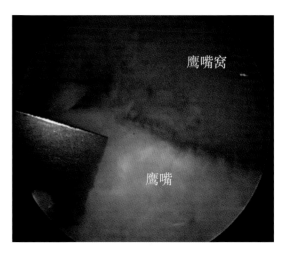

图 8.1 肘关节后间室关节镜下观察　鹰嘴骨赘可用骨刀切除

除。如果手术后患者肘关节活动预期会明显增加，则必须进行尺神经松解或者前置，否则术后很有可能出现尺神经症状。

术后使用区域阻滞进行镇痛，厚敷料覆盖。如果术后患者活动范围明显增加，可进行持续被动活动。尽管如此，大多数患者术后允许自由活动肘关节。术后第 5 天去除厚敷料以便关节活动范围练习。

间隔式关节成形术

间隔式肘关节成形术用于处理关节切除成形术后出现的各种不稳定，患者存在疼痛性肘关节强直。通过去除少量骨组织，维持肱骨远端和鹰嘴之间的支点，并保留双侧副韧带，来获得更好的稳定性。在欧洲，间隔成形术更广泛地用于类风湿关节炎患者，不过随着全肘关节置换术的发展，其使用已经有所下降。最近，间隔成形术还被建议用于年轻的创伤后关节炎患者。该术式需要在肘关节两个关节面之间插入软组织。

我们不太经常进行间隔式肘关节成形术。如果需要进行该手术，患者取侧卧位，上臂近端扎止血带。选择手术切口时应结合之前的手术瘢痕，或者采用后方正中纵行切口，通过 Shahane-Stanley 入路进入关节[7]。该入路便于关节脱位。多种移植物可作为间隔物使用，包括真皮、筋膜和同种异体跟腱。尽管在明显不稳定时，同种异体跟腱还可用于重建缺损的侧副韧带，但目前，我们常使用 Graft Jacket 移植物。

显露关节面后，去除关节面周围骨刺，使用骨隧道或者缝合锚将植入物固定在肱骨远端上。然后复位肘关节并缝合软组织。最后我们会使用跨关节外架（DJD 外架）固定，并将关节面牵开 2~3mm。外架锁定 1周，然后开始主动轻柔地进行屈伸活动。6周后去除外架。

半肘关节置换术

肘关节外侧关节面重建或称肱桡关节置换可用于治疗原发性或继发性单纯肱桡关节关节炎[8]。肘关节外伤通常都会累及外侧间室，桡骨头骨折、肱骨小头骨折、孟氏骨折和肘关节恐怖三联征都可导致软骨损伤和外侧间室的创伤后关节炎。外侧关节面重建手术的优势不仅在于可以处理当前的潜在病变、解除患者疼痛，而且有助于保留骨量，这对年轻患者将来的后续手术是很有必要的。不过，该术式仍然有对肱桡关节过度填塞的隐患，进而可导致肱尺关节的退变。

Pooley[8] 报道了该术式的短期疗效，根据梅奥肘关节功能评分（MEPI），6 例患者评级为非常好、3 例好、1 例一般。1 例患者因为深部感染而不得不取出内固定。最近，一项多中心研究回顾了 20 例患者的治疗效果，患者平均术后随访 22 个月，MEPI评分 12 例为非常好、2 例好、3 例一般、3例差。根据以上报道，对有症状的创伤后单纯肱桡关节炎患者，单间室置换手术可能有一定的适应证。

全肘关节置换术

全肘关节置换术可以确切地解除肘关节炎患者的疼痛，但是仅适用于对功能要求比较低的患者，典型的适应证为进展性类风湿关节炎患者。图 8.2 展示的是一例行全肘关节置换的典型创伤后肘关节炎患者图片。对功能要求高、肘关节使用过多的患者，会发生早期松动和内固定失败。关于全肘关节置换术在炎症性肘关节炎部分会进行更详细的讨论。

肘关节融合术

由于功能受限明显，该术式患者的耐受性很差。肘关节融合限制了患者大部分日常必需的活动，而且肘关节活动的丧失不能通过肩、腕和手的活动代偿。

如果为了保全肢体，行肘关节融合术成为唯一的选择时，可以通过内固定或外固定完成手术。其中，钢板内固定最常用，但是在选择内固定时，必须要考虑到手术结束时有足够的软组织覆盖。如果对软组织覆盖存在疑问，应该听取一下整形和重建医生的意见。

结果和并发症

关于肘关节间隔式成形术的临床效果目前鲜有报道，而且报道的手术效果也不相

图 8.2 A. 肱骨远端骨折畸形愈合和不愈合引起的创伤后关节炎；B. 这种老年患者无法进行重建，因此，进行了全肘关节置换术

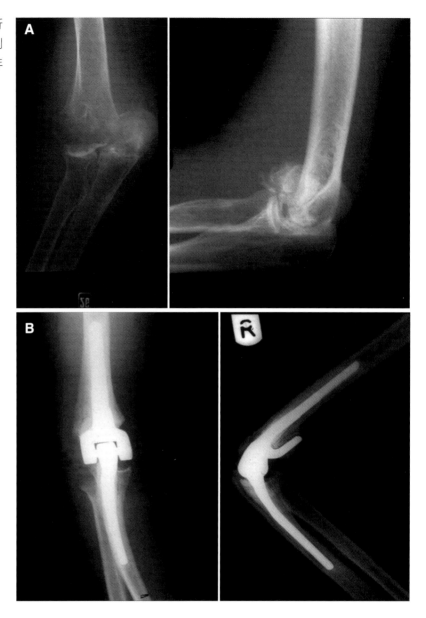

同。Nolla 等 [9] 报道了 13 例患者，包括 4 例女性创伤后关节炎患者（平均年龄 41 岁），结果 1 例患者结果评分为非常好、4 例为好、4 例一般、4 例差。Larson 等 [10] 报道的 34 例患者的效果同样差别较大，13 例患者的效果为非常好或者好、14 例患者效果一般、11 例患者效果差、剩下的 7 例患者则进行了翻修手术。该团队随后又报道了关节间隔成形术失败后翻修手术的效果 [11]。9 例患者中，5 例患者对效果表示满意、4 例患者可以继续从事手工作业。所有的间隔成形术的临床报道均显示患者疼痛有所缓解，但疼痛均不能完全消失。因此，间隔成形术应该作为一种挽救性手术用于非手术治疗失败

而同时又存在关节置换禁忌的少部分患者，即使这样也需要使患者知晓手术效果的不确定性。间隔成形术后转而进行全肘关节置换术已经有小宗病例报道并且取得了良好的效果[12]，对于失败的关节间隔成形术患者，进行肘关节置换手术可能是一个选择。

外侧肘关节表面置换手术也鲜有报道。该技术与其他类型的关节成形术的并发症类似，尤其具有关节装填过度的风险，这会增加内侧肱尺关节的接触压力，在正位 X 线片可以看到肱尺关节外侧"张开"的特征性表现。

全肘关节置换术的并发症将在炎症性关节炎部分进行讨论。在创伤后关节炎患者进行置换时，如果患者有较高的功能要求，可能会导致无菌性松动的发生率增加。

肘关节融合并非没有并发症，是否可以融合是主要担心的问题。小宗临床病例报道的融合率为 56%~100%[13]。内固定联合或不联合外固定可以实现比单纯外固定更高的融合率，融合发生的时间平均为 6 个月。

原发性肘关节炎

适应证

早期病变主要采用非手术治疗，包括 NSAIDS 类药物、改变活动方式、关节腔内注射和避免僵硬等。物理治疗很少采用，实际上还有可能会加重症状。如果非手术治疗无法缓解患者症状，则应考虑手术治疗。在极度屈曲或伸直时出现症状的患者，关节清理术效果良好，优于在屈伸活动范围中段出现疼痛的患者，该类患者疼痛由更广泛的软骨退变导致。

手术技术

关节镜清理术

肘关节镜清理术治疗原发性肘关节炎与治疗创伤后肘关节炎相似。手术可清除游离体和骨赘，并进行关节囊松解，必要时还可进行桡骨头切除。目前已经有临床疗效良好的报道，患者总体满意度较好，疼痛评分改善[14,15]。

除了可以进行关节清理和游离体取出，关节镜下还可进行肱尺关节成形术，在鹰嘴窝膜处开窗，清除屈曲时冠状突和伸直时鹰嘴的撞击。

肱尺关节成形术

目前有很多报道推荐使用 Outerbridge-Kashiwagi（OK）手术，即肱尺关节成形术。在轻至中度退变性关节炎患者[16-19]，该手术可改善患者疼痛，甚至增加肘关节活动范围。Kashiwagi[20] 首先报道了 OK 手术，并将其归功于 Outerbridge。后来 Morrey[17] 又对其进行了改良，并将其称为肱尺关节成形术。该术式可以通过后方切口进行肘关节清理，还可通过对鹰嘴窝开窗进入前间室。导致撞击和疼痛的游离体、骨赘和增厚的鹰嘴窝膜可予切除。

我们在止血带控制下进行该手术，患者取仰卧位，同侧肩关节用沙袋垫高，上臂置于胸前，由鹰嘴尖向近端做一长 8cm 纵行切口，顺着肌纤维走向劈开肱三头肌，然后打开后方关节囊。清除后间室内游离体以及鹰嘴尖与鹰嘴窝处骨赘。使用和鹰嘴窝大小相似的环钻对鹰嘴窝膜进行开窗，进入肘关节前方，环钻一定注意不能损伤肱骨远端内外侧柱，以防发生骨折。屈伸关节可以发现所有需要清除的游离体，极度屈曲时可以发现冠状突尖处骨赘，并通过开窗孔切除（图 8.3）。彻底冲洗以确保清除了所有游离组织。关闭伤口，留置一根细引流管，厚敷料覆盖。24 小时内拔除引流管并去除厚敷料，鼓励患者在术后早期练习肘关节活动。Morrey[17] 对患者术后的处理流程是在术后 2~3 天内在连续臂丛阻滞下进行持续被动活动，并使用屈伸矫形器维持手术中获得的活动范围。

Tsuge 和 Mizuseki[21] 描述了一种更为彻底的肘关节切开清理术。该术式同样采用后方入路，但需要游离尺神经，松解尺侧副韧带和桡侧副韧带后面一部分，以进行关节脱位。然后切除游离体和骨赘，并对桡骨头进行重塑，以改善前臂旋转。术后持续被动活动 7 天。

结果和并发症

很多研究[14,15,22-24] 报道了关节镜清理术治疗原发性肘关节炎的疗效。Ogilvie-Harris[23] 报道的患者在行关节清理和游离体取出后效果良好。更多最近的研究报道了关节镜下肱尺关节成形术的效果。Kelly 等[14] 报道了 25 例行关节镜下改良的肱尺关节成形术患者，其中 24 例患者较术前好转或明显好转，根据 Andrews-Carson 肘关节分级系统，14 例患者分级为非常好，7 例患者为好。患者肘关节活动范围平均改善了 21°。Redden 和 Stanley[24] 随后报道了 12 例患者术后症状改善，但是活动范围没有明显改善。为了增加肘关节活动范围，目前提倡额

外对前后关节囊进行松解[25]。

切开清理及肱尺关节成形术具有相似的良好效果[16-19]。Morrey[17] 报道了 15 例患者，平均随访 33 个月，87% 的患者效果为非常好。其他研究发现患者症状的改善可以在术后长期随访中得以维持[26]。Cohen 等[27] 比较了切开手术与关节镜手术的优劣，结果发现两种方式均有效，切开手术在改善活动

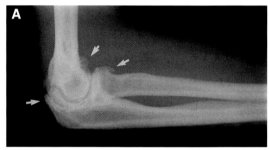

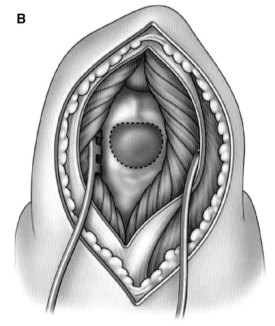

图 8.3　A. 肘关节侧位片，箭头显示鹰嘴尖与桡骨头处骨赘以及前方游离体；B. 肱三头肌劈开入路示意图显示肘关节后方以及鹰嘴窝开窗；C. 1 例行 OK 手术患者的术前和术后 X 线片，注意鹰嘴窝处的开窗

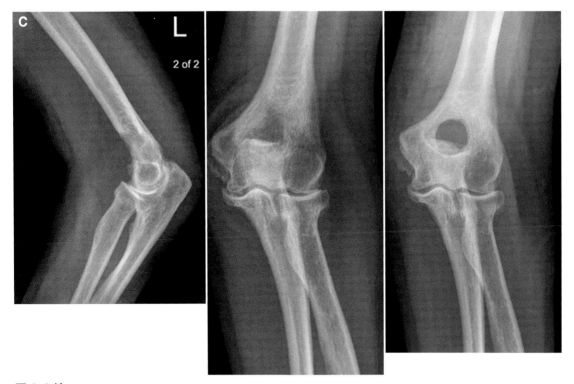

图8.3续

范围方面具有轻微优势。两种手术方式在改善患者主观症状方面无明显差别。患者取得良好效果的预后因素包括症状持续时间少于两年、术前明显疼痛和肘管综合征。而术前没有绞索症状的患者术后效果不佳的概率明显增加。创伤病史、术前关节活动范围及影像学表现对术后效果没有预测价值[28]。

肘关节镜手术的并发症包括持久性或短暂性神经损伤，文献报道高达14%[14,15,24,29]，其中短暂性损伤更常见。熟悉相关的神经解剖知识、正确地选择手术器械可以降低神经损伤发生率；经过培训和有经验的肘关节镜医生进行操作同样很重要。肘关节镜手术发生深部感染的风险较低（0.8%）[30]，但需要持续引流以及浅表感染发生率较之深部感染轻度增加。术后发生骨化性肌炎也有报道，但发生率很低[31]。

切开清理术的并发症包括尺神经刺激或损伤、骨间前神经损伤、浅表感染、骨化性肌炎和肱三头肌撕裂。临床报道的二次手术发生率为8%[32]。

炎症性关节炎

适应证

疾病缓解药物（disease-modifying medication）的使用已经对类风湿性关节炎的药物治疗产生了巨大的影响，并明显降低了疾病的进展率。因此，严重的关节破坏和关节畸形比之前少见了，需要手术治疗的患者也减少了。手术治疗适用于接受了最佳的药物治疗后仍有关节疼痛的患者；滑膜切除术和全肘关节置换术是手术治疗的主要方式，手术治疗的目标是彻底消除原发疾病的影响，重获肘关节活动以及缓解疼痛。

手术技术

滑膜切除术

对类风湿性关节炎患者进行滑膜切除术最早是通过切开方式进行的，现在关节镜下手术更常用。对 Larsen Ⅰ级和Ⅱ级患者，我们会选择滑膜切除术。传统的切开手术会同时切除桡骨头，但是现在如果患者没有与前臂旋转相关的疼痛，我们会选择将其保留。切除桡骨头会导致肘关节尺侧间室的应力传导增加，与保留桡骨头相比会产生更严重的退行性改变，临床效果也更差。此外，过多的外翻应力对软组织的牵拉也使得后续进行全肘关节置换手术更加困难。

适应证合适时，我们会进行关节镜下滑膜切除术。患者体位与之前描述的相同。开始时使用前内侧通道用于观察，外侧通道作为工作通道。然后使用转换棒将两通道的功能进行转换，以对前间室进行彻底地滑膜切除。如果患者有肱桡关节症状，则进行桡骨头切除 [33]（图 8.4）。该步骤使用管状磨钻进行，配合前臂的旋转可以观察到关节面的所有区域。医生需要始终注意骨间后神经就走行于切除部位的前方，因此，在进行操作时需要特别小心。然后观察后间室，并进行后间室的清理及滑膜切除。如果之前患者进行过尺神经前移手术，则禁忌进行肘关节镜手术。

切开滑膜切除术可以通过扩大的外侧

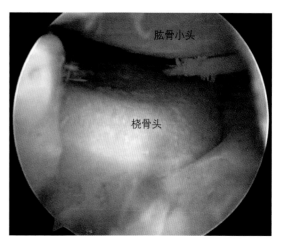

图 8.4 前内侧通道下肘关节外侧间室关节镜下图像 桡骨头软骨明显丢失，患者前臂旋转时疼痛，因此，进行了桡骨头切除

Kocher 入路进入肘关节前方，然后通过牵开肱三头肌从外侧进入后间室。由此可进行关节囊切除、滑膜切除和关节清理，必要时还可进行桡骨头切除或置换。年轻患者存在肱桡关节疼痛时，我们会选择桡骨头置换，桡骨向近端存在活塞样活动的患者，为了防止出现 Essex-Lopresti 损伤，我们也会选择桡骨头置换。

如果无须进行桡骨头置换，手术可以按照日间手术进行。术后鼓励患者在可承受范围内主动活动肘关节。如果手术范围广泛，可进行腋神经阻滞，持续被动活动 2~3 天。

间隔式关节成形术

我们不常规对类风湿关节炎患者进行间隔式关节成形术。如果选择该术式，与创伤后关节炎的手术方式相同。对于严重的类风湿肘关节炎患者，全肘关节置换术使用更为普遍。

全肘关节置换术

对于类风湿患者存在严重疼痛或者肘关节不稳定时，全肘关节置换术是主要的治疗方式。关节置换手术可以确切地缓解疼痛，术后功能良好，且置换的关节假体具有较长的使用寿命。

早期全肘关节置换假体设计是固定铰链关节，术后由于假体轴向后移动，肱骨侧假体尖端向前移位，从而导致早期失败。该设计的失败反应出在肘关节屈伸活动时会产生向后的应力。最近，铰链式、非铰链式和组配式设计（根据术中情况，假体可以按照非铰链式或铰链式方式植入）取得了更好的效果。铰链式假体包含一个松弛的铰链，允许肱骨侧和尺骨侧之间旋转性内翻和外翻活动。该设计减少了骨-骨水泥界面的应力，降低了假体无菌性松动发生率。此外，该设计还避免了发生假体脱位的潜在并发症。

我们喜欢使用半限制性铰链式 Coonrad-Morrey 假体，该假体很有可能是目前可用的最成功的一种铰链式肘关节假体。手术时患者取侧卧位，上臂近端上止血带。采用后内侧皮肤切口，然后沿后正中线分别向内侧和外侧掀起皮下组织。尺神经原位减压，并留在原尺神经沟内，不做神经移位。采用肱三头肌劈开的 Shahane-Stanley 入路进入关节。进行彻底地滑膜切除，并切除桡骨头。根据厂家说明书进行肱骨和尺骨准备。植入试模，确保力线准确，并确保肘关节屈伸活动时假体没有活塞样活动。如果存在上述问题，则说明旋转轴选择不当，需要调整假体位置。检查屈伸活动时有无撞击同样很重要，因为撞击会导致假体快速出现无菌性松动，从而导致早期失败。在肱骨侧植入骨水泥限制器，然后使用骨水泥原位固定最终假体。关闭伤口前，需要对肱三头肌进行仔细重建。图 8.5 显示的是一例类风湿关节炎患者接受 Coonrad-Morrey 全肘关节置换的术前和术后 X 线片。

术后在肘关节最大伸直位石膏固定 48 小时，促进软组织肿胀消退。然后使用轻薄敷料覆盖，鼓励患者小心地进行主动的活动范围练习。

结果和并发症

滑膜切除及桡骨头切除短期内的效果已得到证实，但是在长期随访中效果并不能维持。Rymaszewski[34] 发现了患者早期良好效果出现恶化的普遍规律，他发现接受滑膜切除及桡骨头切除开放手术的患者，70% 在术后早期无疼痛，但在术后第 6 年，无疼痛患者已经下降到 45%。桡骨头切除后肘关节生物力学机制的改变可能可以解释这一现象，因为后期患者肱尺关节出现了病变。同样，关节镜下滑膜切除术的效果也不能长期维持。Lee 和 Morrey[35] 报道在 42 个月的随访过程中患者好或者非常好的比例由 93% 下降至 57%。尽管如此，在疾病修饰药物等良好的药物治疗配合下，患者症状的再发生率仍然很低。因此，保留桡骨头的滑膜切除术应该作为早期类风湿患者最初的手术选择。

全肘关节置换术最适用于对功能要求较低的类风湿患者。铰链式假体的良好效果已经被报道：GSB 假体平均 13.5 年的假体可使用率为 87.7%[36]，Coonrad-Morrey 假体 10~15 年的可使用率为 92.4%[37]。Gill 和 Morrey 的研究[37] 发现术后患者肘关节平均屈曲范围为 28°~131°，97% 的患者无疼痛或有轻微疼痛。非铰链式假体同样被报道取得了满意的效果。Qureshi 等[38] 报道了类风湿患者使用 Kudo 假体取得了良好的长期效果，患者在平均 11.9 年的随访中 MEP 评分平均为 82 分，根据 Kaplan- Meier 生存分析估计术后 12 年的假体可使用率为 74%。Little 等[39] 比较了三种肘关节假体，发现三者之间在临床效果方面相似，以翻修手术和影像学上出现松动表现作为终点事件，5年可使用率也无差别（Souter-Strathclyde 假体的功能评分为 85，5 年可使用率为 81%；Kudo 假体的功能评分为 93，5 年可使用率为 82%；Coonrad-Morrey 假体的功能评分为 90，5 年可使用率为 86%）。

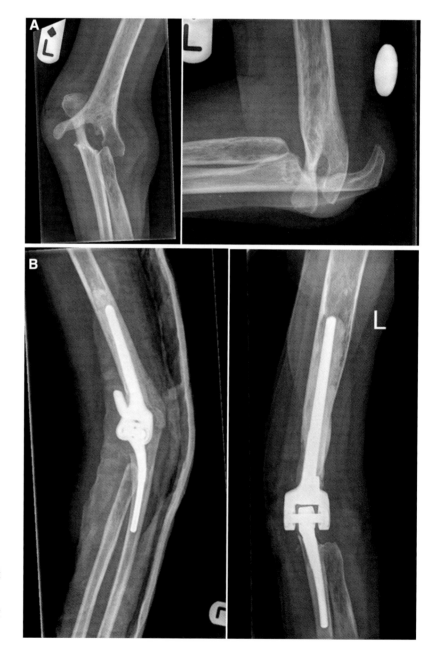

图 8.5 A. 类风湿肘关节炎患者正侧位 X 线片；B. Coonrad-Morrey 全肘关节置换术后 X 线片

　　全肘关节置换术的并发症已经有很多报道，包括假体周围骨折、非铰链式假体脱位或不稳定（图 8.6A）、感染、无菌性松动（图 8.6B）、尺神经症状和肱三头肌功能不全。

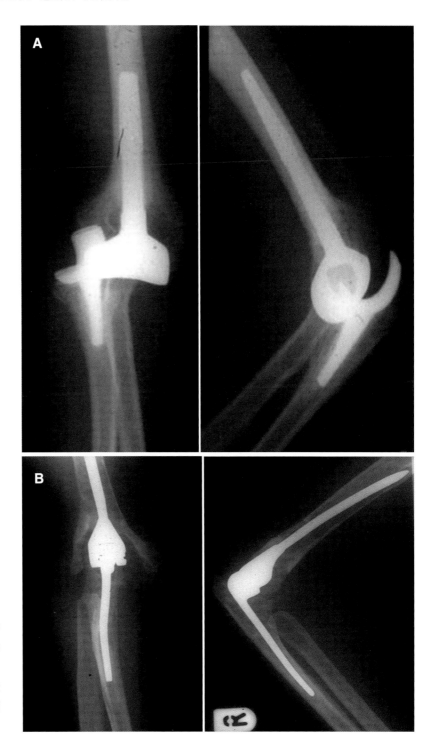

图 8.6　肘关节置换术并发症　A. 非限制性 Kudo 全肘关节置换术后脱位；B. Stanmore 铰链式全肘关节置换术后发生无菌性松动

结　论

　　肘关节炎的特征性表现为肘关节活动受限和疼痛，主要可分为创伤性、退变性和炎症性三类。疾病早期主要采用非手术治疗，疾病进展后，可选择多种手术方式治疗。手术治疗通常具有挑战性，手术方式应该根据肘关节炎的类型、患者的症状和对功能的要求来选择。

参考文献

1. Ortner DJ. Description and classifi cation of degenerative bone changes in the distal joint surfaces of the humerus. Am J Phys Anthropol. 1968;28:139–55.

2. Silman AJ, Hochberg MC. Epidemiology of the rheumatic diseases. Oxford: Oxford University Press; 1993.

3. Stanley D. Prevalence and etiology of symptomatic elbow osteoarthritis. J Shoulder Elbow Surg. 1994;3(6):386–9.

4. Kashiwagi D. Intra-articular changes of the osteoarthritis elbow, especially about the fossa olecrani. J Jpn Orthop Assoc 1978;52:1367–82.

5. Kim SJ, Shin SJ. Arthroscopic treatment for limitation of motion of the elbow. Clin Orthop Relat Res. 2000;375:140–8.

6. Nguyen D, Proper SIW, MacDermid JC, et al. Functional outcomes of arthroscopic capsular release of the elbow. Arthroscopy. 2006;8:842–9.

7. Shahane SA, Stanley D. A posterior approach to the elbow joint. J Bone Joint Surg Br. 1999;81(6):1020–2.

8. Pooley J. Unicompartmental elbow replacement: development of a lateral replacement elbow (LRE) arthro-plasty. Tech Shoulder Elbow Surg. 2007;8:204–12.

9. Nolla J, Ring D, Lozano-Calderon S, Jupiter JB. Interposition arthroplasty of the elbow with hinged external fixation for post-traumatic arthritis. J Shoulder Elbow Surg. 2008;17(3):459–64.

10. Larson AN, Morrey BF. Interposition arthroplasty with an Achilles tendon allograft as a salvage procedure for the elbow. J Bone Joint Surg Am. 2008;90(12):2714–23.

11. Larson AN, Adams RA, Morrey BF. Revision interposition arthroplasty of the elbow. J Bone Joint Surg Br. 2010;92(9):1273–7.

12. Blaine TA, Adams R, Morrey BF. Total elbow arthroplasty after interposition arthroplasty for elbow arthritis. J Bone Joint Surg Am. 2005;87:286–92.

13. Koller H, Kolb K, Assuncao A, Kolb W, Holz U. The fate of elbow arthrodesis: indications, techniques, and outcome in fourteen patients. J Shoulder Elbow Surg. 2008;17(2):293–306.

14. Kelly EW, Bryce R, Coghlan J, Simon B. Arthroscopic debridement without radial head excision of the osteoarthritic elbow. Arthroscopy. 2007;23:151.

15. Krishnan SG, Harkins DC, Pennington SD, Harrison DK, Burkhead WZ. Arthroscopic ulnohumeral arthroplasty for degenerative arthritis of the elbow in patients under 50 years of age. J Shoulder Elbow Surg. 2007;16:443.

16. Antuña SA, Morrey BF, Adams RA, O'Driscoll SW. Ulnohumeral arthroplasty for primary degenerative arthritis of the elbow: long-term outcome and complications. J Bone Joint Surg. 2002;84-A:2168–73.

17. Morrey BF. Primary degenerative arthritis of the elbow. Treatment by ulnohumeral arthroplasty. J Bone Joint Surg. 1992;74-B:409–13.

18. Sarris I, Riano FA, Goebel F, Goitz RJ, Sotereanos DG. Ulnohumeral arthroplasty: results in primary degenerative arthritis of the elbow. Clin Orthop Relat Res. 2004;420:190–3.

19. Stanley D, Winson IG. A surgical approach to the elbow. J Bone Joint Surg Br. 1990;72:728–9.

20. Kashiwagi D. Osteoarthritis of the elbow joint. Intraarticular changes and the special operative procedure, Outerbridge-Kashiwagi method O-K method. In: Kashiwagi D, editor. The elbow joint.

Proceedings of the international congress, Japan. Amsterdam: Elsevier; 1985. p. 177–88.

21. Tsuge K, Mizuseki T. Debridement arthroplasty for advanced primary osteoarthritis of the elbow. Results of a new technique used for 29 elbows. J Bone Joint Surg Br. 1994;76:641–6.

22. Adams JE, Wolff 3rd LH, Merten SM, et al. Osteoarthritis of the elbow: results of arthroscopic osteophytes resection and capsulectomy. J Shoulder Elbow Surg. 2008;17:126–31.

23. Ogilvie-Harris DJ, Gordon R, MacKay M. Arthroscopic treatment for posterior impingement in degenerative arthritis of the elbow. Arthroscopy. 1995;11:437–43.

24. Redden JF, Stanley D. Arthroscopic fenestration of the olecranon fossa in the treatment of osteoarthritis of the elbow. Arthroscopy. 1993;9:14–6.

25. O'Driscoll SW. Arthroscopic treatment for osteo-arthritis of the elbow. Orthop Clin North Am. 1995;26:691–706.

26. Minami M, Kato S, Kashiwagi D. Outerbridge–Kashiwagi method for arthroplasty of osteoarthritis of the elbow. 44 elbows followed for 8–16 years. J Orthop Sci. 1996;1:11.

27. Cohen AP, Redden JF, Stanley D. Treatment of osteoarthritis of the elbow: a comparison of open and arthroscopic debridement. Arthroscopy. 2000;16:701–6.

28. Forster MC, Clark DI, Lunn PG. Elbow osteoarthri-tis: prognostic indicators in ulnohumeral debridement – the Outerbridge–Kashiwagi procedure. J Shoulder Elbow Surg. 2001;10:557–60.

29. McLaughlin II RE, Savoie III FH, Field LD, Ramsey JR. Arthroscopic treatment of the arthritic elbow due to primary radiocapitellar arthritis. Arthroscopy. 2006;22:63–9.

30. Kelly EW, Morrey BF, O'Driscoll SW. Complications of elbow arthroscopy. J Bone Joint Surg Am. 2001;83-A(1):25–34.

31. Gofton WT, King GJ. Heterotopic ossification following elbow arthroscopy. Arthroscopy. 2001;17(E2):1–5.

32. Adla DN, Stanley D. Primary elbow osteoarthritis: an updated review. Shoulder Elbow. 2011;3:41–8.

33. Menth-Chiari WA, Ruch DS, Poehling GG. Arthroscopic excision of the radial head: clinical out-come in 12 patients with post-traumatic arthritis after fracture of the radial head or rheumatoid arthritis. Arthroscopy. 2001;17(9):918–23.

34. Rymaszewski LA, Mackay I, Amis AA, Miller JH. Long-term effects of excision of the radial head in rheumatoid arthritis. J Bone Joint Surg Br. 1984;66(1):109–13.

35. Lee BP, Morrey BF. Arthroscopic synovectomy of the elbow for rheumatoid arthritis. A prospective study. J Bone Joint Surg Br. 1997;79(5):770–2.

36. Gschwend N, Scheier NH, Baehler AR. Long-term results of the GSB III elbow arthroplasty. J Bone Joint Surg Br. 1999;81(6):1005–12.

37. Gill DR, Morrey BF. The Coonrad-Morrey total elbow arthroplasty in patients who have rheumatoid arthritis. A ten to fifteen-year follow-up study. J Bone Joint Surg Am. 1998;80(9):1327–35.

38. Qureshi F, Draviaraj KP, Stanley D. The Kudo 5 total elbow replacement in the treatment of the rheumatoid elbow: results at a minimum of ten years. J Bone Joint Surg Br. 2010;92(10):1416–21.

39. Little CP, Graham AJ, Karatzas G, Woods DA, Carr AJ. Outcomes of total elbow arthroplasty for rheumatoid arthritis: comparative study of three implants. J Bone Joint Surg Am. 2005;87(11):2439–48.

第九章

肌腱损伤

作者：Bryant Ho 和 Guido Marra
译者：孙志坚

摘 要

肌腱损伤是肘关节门诊患者就诊的最常见原因之一，在年轻患者中非常普遍，患者常有运动相关性活动，并且对治疗效果有很高的期望。肱二头肌腱损伤常发生于活动较多的中年男性，对有较高体力活动要求的患者会造成很大影响。本章介绍了该损伤的临床特点和目前的治疗策略。针对有症状的慢性损伤患者，本章还对肌腱加强技术进行了介绍。肱三头肌腱损伤较少见，且经常误诊，本章对诊断的主要依据和治疗进行了介绍，对处理慢性损伤时移植技术的使用也进行了介绍。

关键词

肱三头肌腱损伤；肱二头肌腱损伤；并发症

存在的问题

肌腱损伤仍是肘关节疾病患者就诊的常见原因之一。该类损伤可能与运动或特殊的职业活动有关。肘关节肌腱病变是由肌腱纤维的退变导致的，进而出现肌腱变性，使肌腱的力量变弱，而不是出现炎症。尽管此类损伤不会导致明显的残疾，但是却会明显地影响患者的日常功能。很多患者承受了长期的肘关节疼痛，却没有得到恰当的诊断和分类，因为肱二头肌腱远端疾病或肱骨内上髁炎也可能导致肘关节前方疼痛。因此，快速诊断对疾病的治疗尤为关键。大多数由肱骨内上髁炎或肱骨外上髁炎导致的疼痛无须手术治疗通常会逐渐好转。而肱二头肌和肱三头肌的疾患非常普遍地需要手术治疗。本章将对肘关节最常见的肌腱损伤及治疗进行介绍。

肱二头肌腱损伤

流行病学

肱二头肌腱断裂是一种较罕见的损伤，每年每 10 万人约有 1.2 人发生[1]。其通常发生在 40~60 岁[2]男性的优势侧上臂。损伤通常在肘关节屈曲 90° 被迫伸直时出现。肌腱通常会在桡骨粗隆止点处撕脱，也可在腱腹交界处断裂，在肌腱内部断裂更为罕见。

肱二头肌腱有两个止点：长头附着在近端的桡骨粗隆上，短头附着在远端，作为前臂腱膜的起点。肌腱在桡骨粗隆的尺侧止点形如带状，这一结构可以像滑轮一样增加肱二头肌及肌腱的力学优势[3]。

肱二头肌腱远端断裂可能继发于肌腱退变。显微镜下观察断裂的肌腱会发现低氧含量的退变性肌腱病变、黏液性退行性改变、肌腱脂肪沉积和肌腱钙化[4]。尸体研究发现在肱二头肌腱远端，紧靠肌腱止点处存在一低血管分布的分水岭，这一区域可能容易出现断裂。该区域长 2cm，其近端由肱动脉分支支配，远端止点处由骨间后返动脉支配，这可能可以解释断裂为何常发生在靠近桡骨粗隆处[5]。

患者病情检查

临床检查

患者通常会描述上臂出现急性撕裂样感受，伴有剧烈疼痛，随后剧痛逐渐转变成钝痛并可持续数周。体格检查在肘窝处常可见并可触及一凹陷，伴有压痛。数天后，通常在屈肘时皮肤横纹的远端出现瘀斑，主要分布在前臂近端尺侧。前臂屈曲受限导致肌腹进一步向近端收缩，加重了畸形。

对于肱二头肌腱完全撕裂的诊断，拉钩试验（hook test）具有极高的敏感性和特异性[6]。该试验在患者肘关节屈曲 90° 时进行，检查者示指由内向外滑动，找到肱二头肌腱外侧缘，当患者肌腱完整时，示指可以"钩住"肌腱（图 9.1）。

肌腱部分断裂的患者通常表现为肘前方疼痛，并向肱二头肌放射。拉钩试验可能正常，但在进行试验时常出现疼痛。此外，肱二头肌腱远端部分撕裂的患者可在桡骨粗隆处出现压痛，并在前臂被动旋后时出现疼痛。

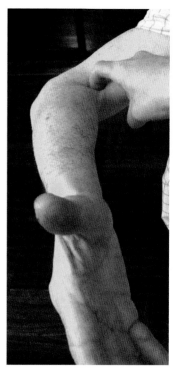

图 9.1 拉钩试验（hook test）患者肩关节外展 90°，肘关节屈曲 90°，手完全旋后。当肱二头肌腱完整时，检查者示指可以在肌腱外缘和皮肤之间"钩住"肌腱。

影像学

急性肱二头肌腱完全断裂仅通过临床检查即可做出诊断。不过普通 X 线片检查也可能发现桡骨粗隆增大或不规则，更少见的还可能出现骨性撕脱（图 9.2）。当拉钩试验正常，而怀疑患者有部分肌腱撕裂或肌腱变性时，应进行 MRI 检查。MRI 还可以帮助判断急性和慢性肌腱撕裂时收缩的程度。在慢性肘前方疼痛，并怀疑有肱二头肌腱远端变性的患者，MRI 可出现肌腱内异常信号、肌腱缺失或分离、肌腱肿胀或增厚及肌腱形态的异常。

适应证

肱二头肌腱远端完全断裂的患者可以选择非手术治疗，但会合并活动时疼痛和无力。肱二头肌腱远端断裂患者会表现为屈肘和前臂旋后力量的减弱。屈曲时力量峰值会降低 30%，旋后时降低 50%，但疲劳率没有变化[7]。因此，非手术治疗仅应在老年人和对活动要求比较低的患者中使用。尽管

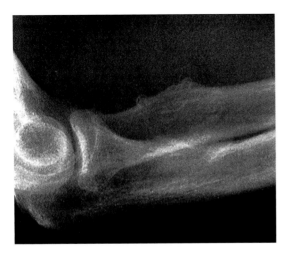

图9.2　肘关节侧位片　显示桡骨粗隆不规则改变

如此，Freeman 等的报道则发现非手术治疗也可取得可接受的效果，在平均 3 年的随访中[8]，肘关节屈曲力量减少了 7%，旋后力量减少了 27%。

慢性肱二头肌腱撕裂患者，如果患者持续存在活动时疼痛和无力，可进行手术治疗。慢性肌腱撕裂会合并近端肌腱挛缩和瘢痕组织形成，可能无法进行解剖修复。术前计划应该包括替代移植物的选择，包括半腱肌自体移植物和同种异体移植物，以用来延长肌腱长度。对慢性肌腱撕裂仅有疼痛症状的患者，需考虑肱二头肌远端和肱肌腱变性。手术只能缓解症状，但不能增强力量。

急性部分肌腱撕裂开始可选择非手术治疗，先休息一段时间，然后进行物理治疗。非手术治疗后仍有疼痛和无力的患者，则应进行手术治疗。慢性肘关节前方疼痛并有肱二头肌远端肌腱变性的患者，开始时也可选择非手术治疗，包括休息、使用 nsaids 及物理治疗。非手术治疗 3~6 个月无效的患者可进行手术清理和肱二头肌腱再植手术。急性外伤导致的肱二头肌腱部分撕裂和慢性肌腱变性的手术治疗均可取得良好效果，两者之间效果无差别。Kelly 等[9]报道 8 例患者中有 7 例恢复到了之前的活动水平，美国肩肘外科评分平均为 96 分。

手术技术

急性肱二头肌腱完全撕裂

在处理急性肱二头肌腱远端撕裂时，外科医生针对手术方式主要有两个方面选择：手术入路和肌腱固定方式。很多研究对这些手术方式的优劣进行了评估，并证实其效果。

手术入路

急性肌腱完全撕裂可通过单切口或者双切口进行手术。Grewal 等[10] 最近的研究表明，单切口和双切口在患者功能状况、肌肉力量和肘关节活动范围方面无差别。

单一切口

单一切口技术通过前方进行。平行于肱桡肌尺侧缘做一纵行切口。分离前臂外侧皮神经并予以保护，其在肱二头肌和肱肌之间进入肘窝。在前臂腱膜水平，肱桡肌与旋前圆肌之间形成一间隙。结扎桡动脉返支，以防术后出现血肿；使前臂充分旋后，保护骨间后神经（PIN）。向外侧牵开时一定要小心，因为有损伤骨间后神经的风险。

肱二头肌腱通常即存在于肱桡肌和旋前圆肌形成的间隙内。清理肌腱残端至正常部分，并使用不可吸收缝线锁边缝合。肌腱固定的方法将在下面进行介绍。

双切口

为了降低单切口损伤骨间后神经的风险，Boyd 和 Anderson[11] 发明了双切口入路，该入路还可降低前臂外侧皮神经损伤的风险。随后 Morrey[12] 对该技术进行了改良。在肘关节屈曲时皮肤横纹稍远端做一长3cm 横行切口（图 9.3），注意在切口向桡侧延伸时避免损伤前臂外侧皮神经。切开前臂筋膜，肱二头肌腱即在其下方。肌腱偶尔会向近端回缩，位于肱二头肌和肱肌下方。清理肌腱残端至正常肌腱，使用不可吸收缝线锁边缝合。肌腱固定方法将后续进行介绍。

在桡骨粗隆上方做一纵行切口。确定伸肌筋膜并沿其纤维走行劈开，显露伸肌。劈开肌肉，显露其下方的旋后肌。前臂完全旋前，分开旋后肌，显露桡骨粗隆裸区（图9.4）。将肌腱由前方切口穿入外侧切口。然后使用以下技术之一将肌腱固定在桡骨粗隆上。

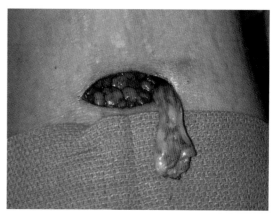

图 9.3 双切口 在屈肘时皮肤横纹远端做一长3cm 横行切口，注意避免损伤前臂外侧皮神经，肌腱通常位于前臂筋膜层的下方

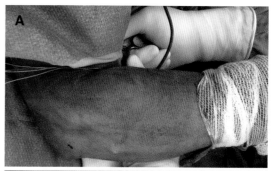

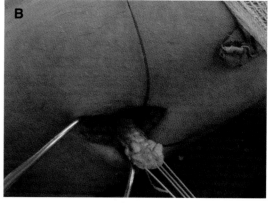

图 9.4 A. 通过第二个外侧切口显露桡骨粗隆，即图中止血钳尖由前方切口穿出的部位，为了避免损伤骨间后神经，显露时需让前臂充分旋前；B. 肌腱从前方穿出至后外侧，并固定在桡骨粗隆上

肌腱固定

肱二头肌腱远端固定的方式有很多种，包括骨通道、缝合锚、骨间螺钉固定和悬吊式皮质骨纽扣。很多生物力学研究比较了不同固定方式的力学性能，结果发现对于肱二头肌远端断裂的手术治疗，所有固定技术均可提供足够的固定强度。

骨通道

在肱二头肌粗隆的桡侧部分做一长1~1.5cm的凹槽。在距离凹槽5mm处分别钻3个孔，由钻孔处向凹槽内分别穿入缝线，然后将之前缝合在肱二头肌腱远端的缝线由凹槽穿过钻孔。复位肌腱并通过骨桥打结固定缝线。该术式主要的优点是容易对桡骨和肱二头肌腱远端附着点进行再造。仔细关闭所有筋膜层。

缝合锚

缝合锚固定通过单切口或双切口均可进行。使用刮匙清理桡骨粗隆，去除残留的肌腱组织，制作出良好的愈合表面。首先在远端置入缝合锚，并将其中一根缝线与肱二头肌腱进行锁边缝合；然后在更近端再置入一缝合锚，再造肱二头肌腱轨迹，并将一根缝合锚上缝线与肱二头肌腱进行锁边缝合。避免在桡骨的背侧皮质上钻孔，极大地减少了骨间后神经损伤的风险。复位肌腱，并缝合打结，仔细关闭所有筋膜层。

挤压螺钉

使用挤压螺钉进行骨间固定同样可以通过前入路进行。在桡骨粗隆的中心钻孔并扩大。将其中一根锁边缝合在肱二头肌腱远端上的不可吸收缝线穿过挤压螺钉，然后将肌腱复位至骨通道内，拧入螺钉，并系紧剩余缝线。该固定方式的优点是容易显露，不过多数患者由于显露问题，肱二头肌腱在远端和桡侧的放置较困难。

悬吊式皮质骨纽扣

悬吊式皮质骨纽扣固定通过双切口入路进行。在前入路显露桡骨粗隆后，通过桡骨粗隆前皮质向后皮质钻一4.3mm孔，然后使用不可吸收缝线锁边缝合肱二头肌远端并穿入皮质骨纽扣，在肌腱远端和纽扣之间留出2~3mm空隙，以便于经骨通道穿过纽扣。将肘关节置于旋后位，使用比思针（Beath pin）将缝线和纽扣穿过骨通道并穿过前臂背侧皮肤，拉紧缝线并打结。术中透视确定纽扣的位置。

悬吊式皮质骨纽扣还可与挤压螺钉骨间固定联合使用。该固定方式可以提供足够的力学强度，使患者可以在术后2~3周进行主动的活动范围练习[13]。术后即刻就可以进行被动全活动范围锻炼。术后3周可以进行重力辅助下屈伸活动，术后8周进行轻度力量训练，术后12周进行重度力量训练。术后5个月内不可进行无限制活动，不得举重物。

肱二头肌远端部分撕裂

部分肱二头肌腱撕裂的手术修复通过单一外侧入路进行。部分肱二头肌腱撕裂常发生在桡骨粗隆的止点处。因此，外侧切口以桡骨粗隆为中心，切开前臂伸肌筋膜，在旋后肌水平分开前臂肌肉。使前臂充分旋后，劈开旋后肌纤维，显露桡骨粗隆处肱二头肌腱止点。在肱二头肌腱上做一牵引缝线，然后将残留在桡骨粗隆上的肌腱游离。清理肱二头肌腱远端所有退变组织，大量缝线缝合肌腱远端，然后使用上述一种肌腱完全断裂时的固定方式将肌腱固定在桡骨粗隆上。

术后功能康复的方法与肱二头肌远端完全断裂修复相同。

慢性肱二头肌远端完全撕裂

慢性撕裂的治疗比较有挑战性，与肌腱向近端回缩和瘢痕组织生成的程度有关。对腱膜纤维的完整性进行评估非常重要。当腱膜纤维完整时，会阻止肱二头肌腱明显回缩，可能需要使用自体或者同种异体肌腱移植[14]。此外，肌腱的质量也应该在术前和术中进行评估。

需使用扩大的前方切口进行手术，以确定并游离远端肌腱残端。确定桡神经和前臂桡侧皮神经的位置并予以保护。如果无法将肌腱恢复至桡骨粗隆上，则需要中间移植物桥接。可以使用半腱肌自体移植物，一端缝合在近端肌腹上，另一端采用与急性损伤相同的固定方式固定在桡骨粗隆上[15]。此外，还可使用同种异体跟腱[16]，将其环形缝合在近端肌腹上（图 9.5）。联合使用加强的自体阔筋膜和自体桡侧腕屈肌进行重建也被报道取得了良好的效果[17,18]。为了避免过度延长，肌腱重建复位应该在肘关节屈曲 60° 时进行。

术后使用铰链式屈曲辅助支具固定，6周内固定在屈曲 90° 位，然后开始进行主动屈伸活动练习。术后 12 周开始进行力量训练。术后 6 个月内不可进行不受限的活动及举重物。

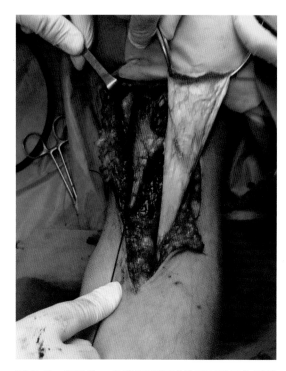

图 9.5 慢性肱二头肌远端撕裂使用同种异体跟腱进行修复　将远端肌腱使用骨隧道技术固定在桡骨粗隆上，然后将近端同种异体肌腱缝合在原肱二头肌上，重建时肘关节屈曲 45°，以维持合适的张力。

结果

肱二头肌腱远端修复临床报道的结果非常好。Morrey 等[19]报道，与健侧相比，接受骨通道固定的患者屈肘时力量恢复了 97%、旋后时力量恢复 95%。Karunakar 等[20]发现，38% 的患者旋后时耐力下降、33% 的患者屈肘时耐力下降，19% 的患者旋后减少、5% 的患者屈肘减少。尽管之前的研究发现患者主观上疲劳感增加，耐力降低，但是 Nesterenko 等[7]发现肌肉疲劳度检测伤侧与健侧无差别。

最近，Balabaud 等[21]报道了 9 例采用缝合锚修复的患者，结果患者取得了 100% 的满意率以及完整的肘关节和前臂活动范围。El-Hawary 等 [22] 比较了缝合锚和骨隧道固定技术，结果发现缝合锚组患者肘关节屈曲比骨隧道组增加了 11°，力量的恢复速度也更快，而最终力量恢复和旋后无差别。关于悬吊式皮质骨纽扣固定，Peeters 等 [23] 报道患者肘关节屈曲力量恢复了 80%、旋后力量恢复了 91%、梅奥肘关节功能评分平均为 94 分。

生物力学研究 [24] 发现皮质骨纽扣固定技术失败所需峰值应力最高，为 400N，缝合锚为 381N、骨隧道为 310N、挤压螺钉为 232N。而且反复周期性应力导致肌腱修复部位出现移位也与固定方式有关，不同方式导致的移位介于 2.15~3.55mm。由于皮质骨纽扣、挤压螺钉和骨隧道固定时肌腱残端均埋于桡骨粗隆内，因此，不太可能对肌腱 - 骨的位置和愈合产生影响。但是，在使用缝合锚时应小心，术后活动也应该更保守。

基于以上研究结果，我们可以得出结论：没有哪种固定方式更优于其他固定方式。外科医生应该根据自己的特长、患者特点以及医疗花费选择肌腱固定的方式。

并发症

肱二头肌腱远端修复的主要并发症包括神经损伤、异位骨化和肱二头肌腱再断裂。

远端肱二头肌腱修复最常见的并发症是前臂外侧皮神经麻痹，该并发症通常可自发缓解，但也有永久损伤的报道 [25]。这与术中过度牵拉导致神经损伤有关，在采用单一切口时更常见 [10]。

文献报道 [11,26] 骨间后神经损伤的发生率高达 5%，大多数同样为神经失用症，可自发缓解。Boyd 和 Anderson 发明双切口入路就是为了降低骨间后神经损伤的风险。但是 Links 等 [27] 对双切口入路的尸体进行研究后发现在前臂完全旋前时旋后肌腱弓和旋后肌也会对下方骨间后神经产生压迫。

异位骨化是另一种常被报道的并发症，可以发展至近端尺桡骨融合。双切口入路时异位骨化发生风险增加，临床报道的发生率为 5%~10% [12,28,29]。改良的肌肉劈开入路避免了对尺骨的显露，可能有助于降低异位骨化风险。据报道 [30]，异位骨化患者前臂旋前平均会丢失 9°。Grewal 等 [10] 最近报道异位骨化发生率仅为 2%，而且只有少量的钙化，对活动范围无影响。这可能与术后吲哚美辛的使用有关，对所有肱二头肌腱远端修复的患者术后都应使用吲哚美辛预防异位骨化。

肱二头肌腱远端修复后再断裂极为罕见，而且很有可能与患者的依从性差有关，患者可能在术后即刻没有限制屈曲和旋后活动 [31]。此外，其他可能导致肌腱再断裂的危险因素包括肌腱张力过大、固定不牢固和肌腱质量差。

接受双切口入路的患者还可能发生持续性肘前方疼痛，但这种情况在延迟修复的患者中更常见 [12]。

肱三头肌腱撕裂

适应证

肱三头肌腱远端撕裂极为罕见，在上肢肌腱损伤中所占比例不足 1% [32]。最常与合成代谢类固醇类药物的使用和举重物有关 [33]。其他危险因素包括肾功能不全 [34]、甲状旁腺功能亢进[35]、成骨不全[36]、局部糖皮质激素注射[37]和鹰嘴滑囊炎[38]等。其可累及所有成人，男女发生比例为 2/3。

肱三头肌腱浅层止点包括三部分：外侧部分、内侧部分和中间肱三头肌腱[39]。肱三头肌腱深层止点被肌肉覆盖，并直接嵌入鹰嘴内。肱三头肌浅层外侧部分与肘肌筋膜和前臂筋膜相连续；浅层内侧部分止于鹰嘴的内侧，组织学上与中央肌腱相融合。肱三头肌腱撕裂时，外侧扩张部通常保持完整，并可保留部分肘关节伸直功能[40]。肱三头肌远端撕裂通常发生在中央腱性部分的鹰嘴止点处。更少见地也有在腱腹交界区和肌腹内断裂的报道[41,42]。

部分撕裂在肱三头肌腱撕裂中占不到 50%，可采用非手术治疗，治疗效果满意[43]。非手术治疗包括短期内制动以及后续肌肉力量训练。部分撕裂范围如果大于 50%通常采取手术治疗，老年患者、对功能要求低或体质衰弱患者也可采用非手术治疗。

患者病情检查

临床检查

肱三头肌腱远端撕裂的机制最常见的是肱三头肌受到偏心负荷，比如举重物或上肢外展时摔倒。其他少见的原因包括切割伤、高能量损伤（比如车祸）和高处坠落伤。

患者可表现为肘关节后方的肿胀、疼痛和瘀斑。在鹰嘴偏近端常可触及一凹陷（图9.6）。但是部分撕裂、患者体态及急性损伤时的肿胀也可能导致触及不到凹陷。

对抗阻力时患者无法伸肘可以确诊远端肌腱完全断裂。但是，肌腱完全断裂时，由

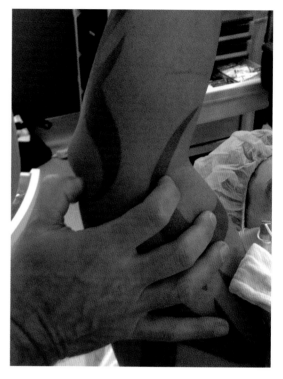

图 9.6 急性肱三头肌腱完全撕裂　通常在肱三头肌止点偏近端的鹰嘴处可触及缺损

于外侧扩张部功能完整，患者也可能可以主动伸肘。因此，患者可以主动伸肘不能排除肌腱损伤。用来判断跟腱断裂的 Thompson 试验的改良试验可能可以用于肱三头肌腱断裂的诊断。

影像学

首先进行普通 X 线片检查，可能可以发现鹰嘴的撕脱骨片，也称为"薄片征"（flake sign）。鉴别部分撕裂和完全撕裂最好进行 MRI 或超声检查。行 MRI 检查时，肱三头肌最好在矢状面进行观察。部分撕裂时在肱三头肌腱内可见到一小的被液体信号充盈的缺损，而完全撕裂时，在肱三头肌腱和鹰嘴突之间会出现一个大的液体信号间

隙[44]。超声检查同样可以用于诊断并鉴别完全和部分撕裂，不过超声的使用依赖于超声科医生的技术水平[45]。

手术技术

急性肌腱撕裂

通常部分撕裂可以采用非手术治疗，肘关节屈曲30°制动约6周[46]。但是，大的部分撕裂和功能要求较高的患者也可进行早期手术干预。

急性肱三头肌腱断裂应该在2周内进行手术，以防止肌腱回缩及瘢痕形成。在鹰嘴突起偏外侧做切口，小心牵开皮肤，显露肱三头肌腱（图9.7A）。清理退变的肌腱边缘及鹰嘴止点残留的肌腱组织。复位肌腱，确定肱三头肌止点近端和远端的范围。使用Krackow或Bunnell缝合法缝合远端肌腱。在尺骨近端钻4个骨通道，呈十字形。将缝线穿过合适的骨通道，肌腱解剖复位后打结（图9.7B）。

关闭伤口，肘关节屈曲40°制动。术后佩戴铰链式支具，铰链锁定固定4~6周。在此期间，对依从性好的患者可允许重力作用下被动伸直，不进行主动活动。第6周开始在伸直位进行等长力量训练，并进行轻柔的主动活动。3个月后开始进行对抗性力量

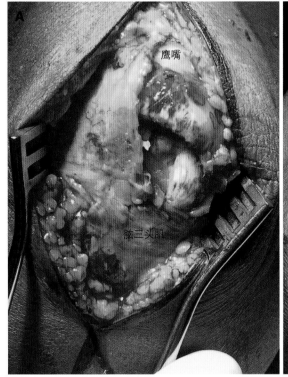
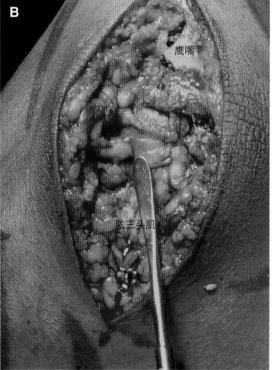

图9.7 A. 显露撕裂的肱三头肌，注意肱三头肌腱浅层外侧扩张部完整。使用Krackow肌腱缝合技术缝合肱三头肌腱近端和远端止点部分。呈十字形在鹰嘴钻骨通道，以便于将肱三头肌腱复位于鹰嘴上。B. 在每一个通道内放置牵拉线，协助缝合在肌腱上的缝线穿过。缝线穿过合适的通道，复位肌腱并打结，完成修复

训练。

此外，Yeh 等报道了一种使用近端和远端两排缝合锚进行解剖复位固定的方法。该方法可以恢复肱三头肌腱止点的解剖轨迹，通常可以覆盖大约 466mm^2 鹰嘴表面。尸体研究表明，解剖修复比单纯骨间十字固定或缝合锚固定的磨损降低、肌腱内撕裂降低，同时肌腱修复的移位减少[47]。但是，应力屈服强度和峰值应力之间没有显著差别。

慢性肌腱撕裂

肱三头肌腱远端撕裂经常被误诊，研究[48]表明高达 50% 的损伤在初次就诊时被漏诊。此类损伤的延迟治疗非常有挑战，主要原因是肌腱回缩和瘢痕的形成。慢性肌腱损伤通常需要加强技术进行加固修复，加固材料包括自体或同种异体肌腱移植物、前臂筋膜瓣、肱三头肌翻转瓣和滑移肘肌[49]等。自体或同种异体腘肌经常用来做肌腱加强。半腱肌也可一端与肱三头肌腱远端编织缝合，一端通过鹰嘴骨间隧道进行固定修复。慢性肱三头肌功能障碍的手术治疗还可使用 Celli 等[50]介绍的肱三头肌 - 肘肌旋转肌成形术，该技术需要使用同种异体跟腱加强（图 9.8）。

慢性肱三头肌功能不全还见于手术时肱三头肌翻开入路导致的不愈合或部分愈合。文献报道[51-55]肱三头肌劈开入路或者 Bryan-Morrey 肱三头肌牵开入路进行全肘关节置换术慢性肱三头肌功能不全的发生率为 1%~29%。Celli 等[50]报道全肘关节置换术后肱三头肌功能不全的发生率为 2%，修补

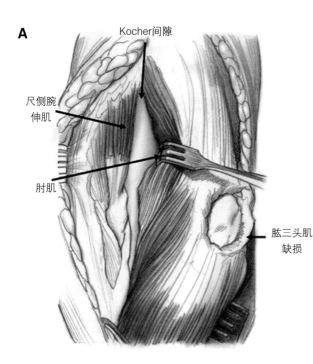
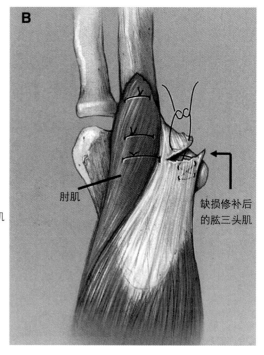

图 9.8 A. 进行肱三头肌 - 肘肌肌成形术时，需显露 Kocher 间隙，将肘肌从尺骨外侧部分分离，向内侧旋转，保持肱三头肌外侧扩张部与肘肌连接的完整；B. 成形的肌瓣覆盖在鹰嘴突起处，并通过骨隧道固定。

或重建肱三头肌后88%的患者取得了良好或非常好的效果。

结果和并发症

急性肱三头肌腱撕裂的初次修补和慢性撕裂的重建均可取得良好的效果。van Riet[48]报道再断裂发生率为21%，与健侧相比，力量峰值恢复了82%，耐力恢复了99%。慢性肱三头肌腱断裂的重建手术无患者发生再断裂，患者力量峰值恢复了66%，耐力恢复了92%。

部分肌腱撕裂的调查结果显示患者采取非手术治疗或者手术治疗均可取得良好效果。一篇关于美国橄榄球联盟球员肱三头肌腱撕裂的研究显示，10名接受非手术治疗的球员中，6名重返赛场且无力量减弱和疼痛，3名球员因为残留力量减弱和疼痛接受了延期手术修复，1名球员在重返赛场时出现了完全断裂。而11名接受手术治疗的球员全部重返赛场，且无力量减弱和疼痛，其中1名球员在术后6周康复的过程中出现了再断裂并进行了翻修手术[56]。

再断裂较罕见，且通常发生在初次修复完全恢复后又出现创伤性摔倒时。van Riet[48]等报道该类患者翻修重建手术的功能与初次修复手术相似。其他术后潜在的并发症包括屈曲挛缩和金属缝线导致的鹰嘴滑囊炎。

肱骨外上髁炎

适应证

肱骨外上髁炎又称网球肘，其每年在成人中的发生率为1%~3%，在30~50岁人群中高发[57]。需要特别指出的是，肱骨外上髁炎指的是起自肱骨外上髁的肌肉肌腱组织的变性。这些组织包括桡侧腕长伸肌（ECRL）、桡侧腕短伸肌（ECRB）、指总伸肌（EDC）和尺侧腕伸肌（ECU）。其中桡侧腕短伸肌的起点最常受累，其他伸肌起点受累较少见。

肱骨外上髁炎的命名并不准确，它表明这是一种炎症性病变。但显微镜下观察并没有发现炎症细胞，而仅存在退行性改变，包括成纤维细胞、血管浸润和非结构化胶原，总称为"血管成纤维细胞性肌腱变性"[58]。

肱骨外上髁炎的发病机制为反复的腕关节背伸和前臂交替旋前旋后活动[59]。危险因素包括重复性工作用力过度、球拍类运动及手工劳动[60]。研究显示，在肘关节承受应力下做屈曲、伸直、内翻和外翻活动时，桡侧腕短伸肌都可监测到电位活动。这支持反复使用肘关节会导致桡侧腕短伸肌起点退变的假说[61]。

研究显示[62,63]，约80%的患者在1年内不接受任何治疗症状也可改善。但是，即使接受了非手术治疗，26%的患者症状也会复发，而40%的患者还会持续存在轻度的不适[64]。

早期治疗包括口服NSAIDS和休息，避免上肢的反复活动。疼痛缓解后，则需要着重注意改变导致病变的活动，包括改变错误的运动方法或训练方式，减少再出现症状的机会。在球拍类活动中，可能还需要改变器械，包括在球拍柄上使用应力分散材料，降低拍框的硬度以及评估网线的张力等。

物理治疗应该着重进行力量练习，通过离心运动锻炼腕伸肌力量，使得肌肉肌腱单位出现肥大，增强拉力力量。Raman 等的综述[65]分析表明等张离心运动有中等级别的证据证实其有益，而等速和等长运动证据级别较弱。

如果 NSAIDS 和物理治疗失败，还可选择激素类药物注射。其在 6 周内的急性期可缓解疼痛，但在 3~12 个月的随访中[63,66]，与其他非手术治疗方式的效果无差别。Altay 等发现注射利多卡因和激素与单纯注射利多卡因相比，在 1 年随访时的效果无差别[67]。在激素类药物注射过程中多次在骨肌腱结合处穿刺以促进愈合的"pepper"技术，与单次注射技术相比会导致力量减弱和 DASH 评分降低，因此，应避免使用[68]。

富含血小板血浆注射在短期随访中取得了肯定效果。Peerbooms 等[69]发现在 1 年随访时 73% 的注射富含血小板血浆的患者效果满意，而注射激素患者的满意率仅为 49%。

还有数位学者推荐使用其他治疗方法，比如低强度超声或体外冲击波治疗。但是，这些治疗与不治疗相比较受益不大[70,71]。

肱骨外上髁炎的手术治疗适用于经过至少 3~6 个月充分非手术治疗仍存在持续疼痛的患者。目前没有确切证据表明在患者出现症状 3 个月之后非手术治疗仍可缓解临床症状[72]。

手术技术

开放手术

该手术需在肱骨外上髁突起稍前方做一 3cm 切口（图 9.9）。牵开皮肤和皮下组织至伸肌筋膜。

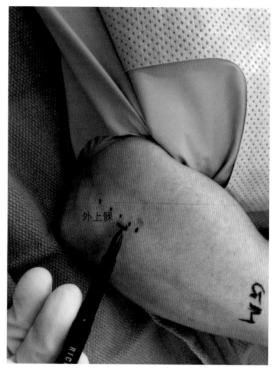

图 9.9 肱骨外上髁炎开放手术　切开手术治疗肱骨外上髁炎的皮肤切口，从肱骨外上髁向远端延伸 3cm。

确定桡侧腕长伸肌和伸肌腱膜（EA）间隙，然后切开（图 9.10）。牵开此间隙，显露桡侧腕短伸肌起点。病变肌腱表现为暗淡的灰白色，还可能出现原纤化表现。切除病变肌腱至正常腱性组织。开放手术时还可进行关节切开，检查肱桡关节的关节内病变，在 11%~44% 的患者中有阳性发现[73,74]。

如果病变累及伸肌腱膜，则应使用缝合锚或者骨隧道重新将伸肌腱膜固定到肱骨外上髁上。关闭桡侧腕长伸肌和伸肌腱膜间隙，然后常规闭合伤口。

经皮手术

肱骨外上髁炎经皮治疗的目标是延长桡侧腕短伸肌健，而不是清除退变组织。

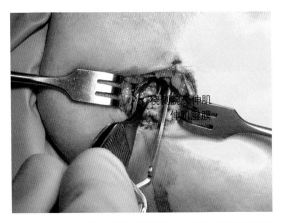

图 9.10 肱骨外上髁炎开放手术 确定桡侧腕长伸肌和伸肌腱膜间隙，其下方病变的桡侧腕短伸肌腱呈暗灰色，应切除至正常肌腱组织。

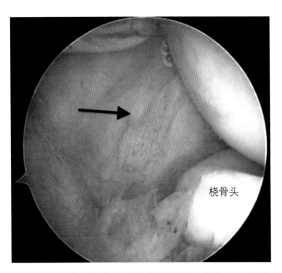

图 9.11 肱骨外上髁炎患者关节镜下图像 可见桡侧腕短伸肌上覆盖的磨损关节囊（箭头所示）。清理肌腱时不应该超过桡骨头前部平分线的后方，以免损伤外侧副韧带。

在桡侧腕短伸肌起点、肱骨外上髁中心处做一小切口，进行桡侧腕短伸肌腱松解。屈曲肘关节以保护桡神经。在压痛最重的一点进行经皮松解，并采用 Mill 姿势协助松解。Mill 姿势包括用力屈曲腕关节和指关节，并使前臂旋前，该姿势可使伸肌总腱紧张。

其他术式包括在远端肌肉肌腱交界区通过"Z"字成形术进行桡侧腕短伸肌延长，Garden 最初报道的成功率接近 100%，但后续研究报道高达 80% 的患者存在持续疼痛或出现复发[75,76]。还可通过对骨间后神经进行减压达到肱骨外上髁区域的去神经化，Wilhelm[77] 报道 90% 的患者取得了良好效果。

关节镜手术

在过去 10 年里，关节镜下桡侧腕短伸肌腱清理术明显流行起来。与开放手术相比，其优势包括保留了伸肌总腱起点、术后康复及返回工作岗位时间加快以及同时可以处理关节内病变。

通过前内侧通道进行观察，前外上通道进行器械操作。清理退变的关节囊和桡侧腕短伸肌腱，注意保留桡侧腕长伸肌腱（图 9.11）。

为了避免损伤包括外侧副韧带在内的外侧肘关节稳定结构，始终保持在肱骨小头上半部分以上进行操作非常重要。关节镜手术的主要优势是可以对肱桡关节、上尺桡关节和桡骨皱襞束进行仔细检查，并可以根据术中所见对这些区域进行额外的清理。

结果

手术治疗的效果良好。长期随访[78]发现开放手术术后 6 周 40% 的患者存在持续疼痛[79-81]，术后 1 年时降低到 24%，5 年时降低至 9%。行关节镜手术后 2 年时有 93%~100% 的患者症状缓解，但是 38% 的患者存在持续疼痛，其中 10% 的患者每天活动时都有疼痛[79]。经皮松解手术与开放手术相比效果有小幅提高，与开放手术相比，术后 3 周疼痛减少了 30%，术后 1 年减少了 4%[82]。但是，Szabo 等[74]的研究发现开放手术、关节镜手术和经皮手术之间的治疗效果没有统计学差异，开放手术和关节镜手术的成功率更高，但是术后症状持续时间更长。

并发症

清理过于广泛，伤及外侧关节囊韧带复合体可导致后外侧旋转不稳定。如前所述，清理时一定不能超过肱骨小头下方。此外，后外侧旋转不稳定还可先于或与肱骨外上髁炎同时发生，在治疗肘关节外侧疼痛及术前检查时需要着重考虑[83]。肱骨外上髁炎患者接受多次封闭治疗已经被证实可导致医源性后外侧旋转不稳定。

前臂后侧皮神经在肱骨外上髁前方1.5cm 处穿过，在开放手术时有损伤的风险。损伤该神经可导致麻木或痛性神经瘤。

结论

肱骨外上髁炎是肘关节的常见疾病，大多数患者通过改变剧烈运动方式等非手术治疗可缓解症状。对症状顽固的患者，开放手术和关节镜下清理手术均可改善患者的慢性症状。为了避免并发症的发生，术中需避免医源性损伤关节囊韧带复合体及神经组织。

肱骨内上髁炎

适应证及临床表现

肱骨内上髁炎又称高尔夫球肘，比肱骨

外上髁炎明显少见，肱骨外上髁炎的发病率要比其高 7~20 倍[84]。肱骨内上髁炎通常见于30~50 岁成人，男女间无明显差别，在需反复活动肘关节的工人中的发病率为 4.5%[85]。与肱骨外上髁炎类似，肱骨内上髁炎是指内侧肌肉肌腱组织的变性。这些组织指的是屈曲 - 旋前肌群，包括旋前圆肌、桡侧腕屈肌、掌长肌、指浅屈肌和尺侧腕屈肌。内侧联合腱是屈曲 - 旋前肌群在肱骨内上髁的共同起点，其位于肱骨内上髁的前下部分，向远端延伸至前臂 12cm 处。内侧联合腱是出现磨损性病变并导致症状的中心部位。

肱骨内上髁炎的发病机制与反复肘关节和腕关节的活动有关。腕关节屈曲及前臂旋前的反复活动使得内侧联合腱反复受力并出现退变，其中，病变最常见于旋前圆肌和桡侧腕屈肌。显微镜下发现的退行性改变包括成纤维组织形成、血管浸入及非结构化胶原形成，统称为"血管成纤维变性"[58]。

50% 的肱骨内上髁炎患者可合并尺神经病变，而且尺神经病变对手术治疗的预后有影响。Gabel 等根据患者是否合并尺神经症状对肱骨内上髁炎进行了分型（表 9.1）。成功处理此类情况需要术者对尺神经进行仔细评估并同时治疗两种病变[86]。

最初急性期主要采取非手术治疗，包括口服 NSAIDS 及休息，以减少周围肌腱组织

表 9.1 肱骨内上髁炎分型

I A 型	肱骨内上髁炎未合并尺神经症状
I B 型	肱骨内上髁炎合并轻度尺神经症状
II 型	肱骨内上髁炎合并中至重度尺神经症状（查体有阳性表现或肌电图有神经损害证据）

的急性炎症，给肌腱愈合时间。早期疼痛和炎症缓解后，非手术治疗的重点则转移至活动方式的改变和康复上，以减少残留的疼痛并防止复发。对于从事诸如高尔夫球、棒球或网球等会对肘关节产生外翻应力运动的患者，应该强调采用合适的器械及合理的力学运动理念。

如果 NSAIDS 等非手术治疗失败，还可选择类固醇药物注射。在急性期，类固醇药物注射在 6 周内可缓解疼痛，但在 6 周和 12 个月随访时[87]，其效果与其他非手术治疗措施相比无明显差别。其他治疗措施，包括低强度超声和体外冲击波，治疗效果轻微或无效[70,71]。非手术治疗的效果非常好，只有 26% 的患者症状再发，40% 的患者存在长期轻度不适[84]。

对诊断明确且接受了至少 3 个月充分非手术治疗仍存在严重疼痛的患者，可采取手术治疗。目前，没有证据表明非手术治疗对症状已经持续了 3 个月以上的患者还有效[72]。

手术技术

开放手术

在肱骨内上髁稍前方向远端做一 3cm 长切口。特别注意不要损伤前臂内侧皮神经，其始终在手术区域内。

向远端分离浅层屈曲 - 旋前筋膜，牵开下方肌肉，显露肌肉下方内侧联合腱。确定前斜韧带的位置，防止出现医源性损伤。分离灰白或纤维化的组织，并予以切除。然后使用刮匙或咬骨钳对肱骨内上髁进行去皮质化。对屈曲 - 旋前肌腱进行再固定，根据切除以后肌腱缺损的程度，选择原位修复、骨

隧道或缝合锚等固定方式。如果合并尺神经病变需要手术干预，最好进行肌肉下尺神经移位。

术后肘关节制动 2 周，然后进行主动活动，6 周开始进行屈曲 - 旋前力量和拉伸练习。疼痛完全消失，力量完全恢复以后再开始进行体育活动。

关节镜手术

屈曲 - 旋前肌群的清理还可通过关节镜手术进行。理论上，关节镜手术较之开放手术具有以下优点：保留了屈曲 - 旋前肌腱起点、加速了术后康复和返回工作岗位时间，以及可以同时处理潜在的关节内病变。建立外侧通道作为观察通道，内侧通道作为操作通道。Zonno 等[88]采用转换棒在更内上方建立了第二个内侧通道，可以更好地观察肘关节的内侧部分。清除退变的关节囊和屈曲 - 旋前肌腱，直到露出内侧副韧带，其位于旋前圆肌和桡侧腕屈肌稍远端。然后对肱骨内上髁进行去皮质化。该术式的可行性还需要更多的病例支持。

结果

Vangsness 和 Jobe[89] 报道了 35 例接受开放手术治疗的肱骨内上髁炎患者，并取得了良好的效果。患者的肘关节功能与健侧相比由 38% 提高到了 98%，97% 的患者取得了非常好或良好的效果，86% 的患者无活动受限。

Gabel 等[86] 报道的结果类似，在 7 年的随访中，87% 的患者效果为非常好或良好。该研究还发现ⅠA 和ⅠB 型患者效果非常好，而对Ⅱ型患者的预后则需要更谨慎。该

文作者认为患者的残留症状主要是手术治疗对尺神经病变的效果不佳导致的。

Zonno 等[88]对尸体的研究表明，关节镜手术治疗肱骨内上髁炎很安全，尺神经和内侧副韧带损伤风险低。清理区域距离尺神经的平均距离为 20.8mm，距离内侧副韧带前束的距离为 8.3mm。

并发症

手术治疗肱骨内上髁炎的并发症较罕见。神经并发症包括医源性损伤前臂内侧皮神经和持续尺神经症状。为了预防前臂内侧皮神经损伤，术中应仔细确认其走形。如果前臂内侧皮神经损伤并导致神经瘤形成，其可位于肱肌肌腹内。持续存在尺神经症状最好通过肌肉下尺神经移位治疗。治疗该疾病最重要的部分就是恰当地评估和处理尺神经。应告知患者存在尺神经病变对预后的影响，以及存在尺神经病变时对尺神经的处理可能对疗效造成的影响。

Vangsness 和 Jobe[89] 报道的 35 例患者未出现损伤。其报道的并发症仅包括 1 例尺神经刺激和 1 例术后血肿，尺神经刺激患者通过神经前移后缓解，血肿患者进行抽吸后缓解。

医源性不稳定是一种罕见的并发症，最常见于前斜韧带损伤时。该并发症可通过韧带重建治疗。

参考文献

1. Safran MR, Graham SM. Distal biceps tendon ruptures: incidence, demographics, and the effect of smoking. Clin Orthop Relat Res. 2002;404:275–83.

2. Agins HJ, Chess JL, Hoekstra DV, Teitge RA. Rupture of the distal insertion of the biceps brachii tendon. Clin Orthop Relat Res. 1988;234:34–8.

3. Mazzocca AD, Cohen M, Berkson E, et al. The anatomy of the bicipital tuberosity and distal biceps tendon. J Shoulder Elbow Surg. 2007;16:122–7.

4. Kannus P, Jozsa L. Histopathological changes preceding spontaneous rupture of a tendon. A controlled study of 891 patients. J Bone Joint Surg Am. 1991;73:1507–25.

5. Seiler 3rd JG, Parker LM, Chamberland PD, Sherbourne GM, Carpenter WA. The distal biceps tendon. Two potential mechanisms involved in its rupture: arterial supply and mechanical impingement. J Shoulder Elbow Surg. 1995;4:149–56.

6. O'Driscoll SW, Goncalves LB, Dietz P. The hook test for distal biceps tendon avulsion. Am J Sports Med. 2007;35:1865–9.

7. Nesterenko S, Domire ZJ, Morrey BF, Sanchez-Sotelo J. Elbow strength and endurance in patients with a ruptured distal biceps tendon. J Shoulder Elbow Surg. 2010;19:184–9.

8. Freeman CR, McCormick KR, Mahoney D, Baratz M, Lubahn JD. Nonoperative treatment of distal biceps tendon ruptures compared with a historical control group. J Bone Joint Surg Am. 2009;91:2329–34.

9. Kelly EW, Steinmann S, O'Driscoll SW. Surgical treatment of partial distal biceps tendon ruptures through a single posterior incision. J Shoulder Elbow Surg. 2003;12:456–61.

10. Grewal R, Athwal GS, Macdermid JC. Single versus double-incision technique for the repair of acute distal biceps tendon ruptures: a randomized clinical trial. Orthopedics. 2012;35:698–9.

11. Boyd H, Anderson L. A method for reinsertion of the distal biceps brachii tendon. J Bone Joint Surg. 1961;43:1041–3.

12. Kelly EW, Morrey BF, O'Driscoll SW. Complications of repair of the distal biceps tendon with the modified two-incision technique. J Bone Joint Surg Am. 2000;82-A:1575–81.

13. Heinzelmann AD, Savoie 3rd FH, Ramsey JR, Field LD, Mazzocca AD. A combined technique for distal biceps repair using a soft tissue button and bio-tenodesis interference screw. Am J Sports Med. 2009;37:989–94.

14. Hamer MJ, Caputo AE. Operative treatment of chronic distal biceps tendon ruptures. Sports Med Arthrosc Rev. 2008;16:143–7.

15. Wiley WB, Noble JS, Dulaney TD, Bell RH, Noble DD. Late reconstruction of chronic distal biceps tendon ruptures with a semitendinosus autograft tech-nique. J Shoulder Elbow Surg. 2006;15:440–4.

16. Darlis NA, Sotereanos DG. Distal biceps tendon reconstruction in chronic ruptures. J Shoulder Elbow Surg. 2006;15:614–9.

17. Kaplan FT, Rokito AS, Birdzell MG, Zuckerman JD. Reconstruction of chronic distal biceps tendon rupture with use of fascia lata combined with a ligament augmentation device: a report of 3 cases. J Shoulder Elbow Surg. 2002;11:633–6.

18. Levy HJ, Mashoof AA, Morgan D. Repair of chronic ruptures of the distal biceps tendon using flexor carpi radialis tendon graft. Am J Sports Med. 2000;28:538–40.

19. Morrey BF, Askew LJ, An KN, Dobyns JH. Rupture of the distal tendon of the biceps brachii. A biomechanical study. J Bone Joint Surg Am. 1985;67:418–21.

20. Karunakar MA, Cha P, Stern PJ. Distal biceps rup-tures. A followup of Boyd and Anderson repair. Clin Orthop Relat Res. 1999;363:100–7.

21. Balabaud L, Ruiz C, Nonnenmacher J, Seynaeve P, Kehr P, Rapp E. Repair of distal biceps tendon ruptures using a suture anchor and an anterior approach. J Hand Surg Br. 2004;29:178–82.

22. El-Hawary R, Macdermid JC, Faber KJ, Patterson SD, King GJ. Distal biceps tendon repair: comparison of surgical techniques. J Hand Surg. 2003;28:496–502.

23. Peeters T, Ching-Soon NG, Jansen N, Sneyers C, Declercq G, Verstreken F. Functional outcome after repair of distal biceps tendon ruptures using the endobutton technique. J Shoulder Elbow Surg. 2009;18:283–7.

24. Mazzocca AD, Burton KJ, Romeo AA, Santangelo S, Adams DA, Arciero RA. Biomechanical evaluation of 4 techniques of distal biceps brachii tendon repair. Am J Sports Med. 2007;35:252–8.

25. Meherin J, Kilgore E. The treatment of ruptures of the distal biceps brachii tendon. Am J Surg. 1960;99:636–40.

26. Hovelius L, Josefsson G. Rupture of the distal biceps tendon. Report of fi ve cases. Acta Orthop Scand. 1977;48:280–2.

27. Links AC, Graunke KS, Wahl C, Green 3rd JR, Matsen 3rd FA. Pronation can increase the pressure on the posterior interosseous nerve under the arcade of Frohse: a possible mechanism of palsy after two incision repair for distal biceps rupture – clinical experience and a cadaveric investigation. J Shoulder Elbow Surg. 2009;18:64–8.

28. Failla JM, Amadio PC, Morrey BF, Beckenbaugh RD. Proximal radioulnar synostosis after repair of distal biceps brachii rupture by the two-incision tech-nique. Report of four cases. Clin Orthop Relat Res. 1990;253:133–6.

29. Bisson L, Moyer M, Lanighan K, Marzo J. Complications associated with repair of a distal biceps rupture using the modified two-incision tech-nique. J Shoulder Elbow Surg. 2008;17:67S–71.

30. Wysocki RW, Cohen MS. Radioulnar hetero-topic ossifi cationafter distal biceps tendon repair: results following surgical resection. J Hand Surg. 2007;32:1230–6.

31. Katolik LI, Fernandez J, Cohen MS. Acute failure of distal biceps reconstruction: a case report. J Shoulder Elbow Surg. 2007;16:e10–2.

32. Anzel SH, Covey KW, Weiner AD, Lipscomb PR. Disruption of muscles and tendons; an analysis of 1, 014 cases. Surgery. 1959;45:406–14.

33. Sollender JL, Rayan GM, Barden GA. Triceps ten-don rupture in weight lifters. J Shoulder Elbow Surg. 1998;7:151–3.

34. Mankin HJ. Rickets, osteomalacia, and renal

osteodystrophy. Part II. J Bone Joint Surg Am. 1974;56:352–86.

35. Preston FS, Adicoff A. Hyperparathyroidism with avulsion of three major tendons. Report of a case. N Engl J Med. 1962;266:968–71.

36. Match RM, Corrylos EV. Bilateral avulsion fracture of the triceps tendon insertion from skiing with osteo-genesis imperfecta tarda. A case report. Am J Sports Med. 1983;11:99–102.

37. Lambert MI, St Clair Gibson A, Noakes TD. Rupture of the triceps tendon associated with steroid injections. Am J Sports Med. 1995;23:778.

38. Clayton ML, Thirupathi RG. Rupture of the triceps tendon with olecranon bursitis. A case report with a new method of repair. Clin Orthop Relat Res. 1984;184:183–5.

39. Keener JD, Chafi k D, Kim HM, Galatz LM, Yamaguchi K. Insertional anatomy of the triceps brachii tendon. J Shoulder Elbow Surg. 2010;19:399–405.

40. Gabel GT, Zwahlen B, Morrey BF. Surgical management of the extensor mechanism of the elbow. Instr Course Lect. 1998;47:151–6.

41. Wagner JR, Cooney WP. Rupture of the triceps muscle at the musculotendinous junction: a case report. J Hand Surg. 1997;22:341–3.

42. O'Driscoll SW. Intramuscular triceps rupture. Can J Surg. 1992;35:203–7.

43. Vidal AF, Drakos MC, Allen AA. Biceps tendon and triceps tendon injuries. Clin Sports Med. 2004;23:707–22, xi.

44. Kijowski R, Tuite M, Sanford M. Magnetic resonance imaging of the elbow. Part II: Abnormalities of the ligaments, tendons, and nerves. Skeletal Radiol. 2005;34:1–18.

45. Tagliafi co A, Gandolfo N, Michaud J, Perez MM, Palmieri F, Martinoli C. Ultrasound demonstration of distal triceps tendon tears. Eur J Radiol. 2012;81:1207–10.

46. Farrar 3rd EL, Lippert 3rd FG. Avulsion of the triceps tendon. Clin Orthop Relat Res. 1981;161:242–6.

47. Yeh PC, Stephens KT, Solovyova O, et al. The dis-tal triceps tendon footprint and a biomechanical analysis of 3 repair techniques. Am J Sports Med. 2010;38:1025–33.

48. van Riet RP, Morrey BF, Ho E, O'Driscoll SW. Surgical treatment of distal triceps ruptures. J Bone Joint Surg Am. 2003;85-A:1961–7.

49. Sanchez-Sotelo J, Morrey BF. Surgical techniques for reconstruction of chronic insuffi ciency of the triceps. Rotation fl ap using anconeus and tendo achillis allograft. J Bone Joint Surg Br. 2002;84:1116–20.

50. Celli A, Arash A, Adams RA, Morrey BF. Triceps insufficiency following total elbow arthroplasty. J Bone Joint Surg Am. 2005;87:1957–64.

51. Pierce TD, Herndon JH. The triceps preserving approach to total elbow arthroplasty. Clin Orthop Relat Res. 1998;354:144–52.

52. Morrey BF, Bryan RS, Dobyns JH, Linscheid RL. Total elbow arthroplasty. A fi ve-year experience at the Mayo Clinic. J Bone Joint Surg Am. 1981;63:1050–63.

53. Hildebrand KA, Patterson SD, Regan WD, MacDermid JC, King GJ. Functional outcome of semiconstrained total elbow arthroplasty. J Bone Joint Surg Am. 2000;82-A:1379–86.

54. Gill DR, Morrey BF. The Coonrad-Morrey total elbow arthroplasty in patients who have rheumatoid arthritis. A ten to fifteen-year follow-up study. J Bone Joint Surg Am. 1998;80:1327–35.

55. Morrey BF, Adams RA. Semiconstrained arthroplasty for the treatment of rheumatoid arthritis of the elbow. J Bone Joint Surg Am. 1992;74:479–90.

56. Mair SD, Isbell WM, Gill TJ, Schlegel TF, Hawkins RJ. Triceps tendon ruptures in professional football players. Am J Sports Med. 2004;32:431–4.

57. Verhaar JA. Tennis elbow. Anatomical, epidemiological and therapeutic aspects. Int Orthop. 1994;18:263–7.

58. Kraushaar BS, Nirschl RP. Tendinosis of the elbow (tennis elbow). Clinical features and fi ndings of histological, immunohistochemical, and electron micros-copy studies. J Bone Joint Surg Am.

1999;81:259–78.

59. Goldie I. Epicondylitis lateralis humeri (epicondylalgia or tennis elbow). A pathogenetical study. Acta Chir Scand Suppl. 1964;57(Suppl 339):1+.

60. Haahr JP, Andersen JH. Physical and psychoso-cial risk factors for lateral epicondylitis: a popula-tion based case-referent study. Occup Environ Med. 2003;60:322–9.

61. Funk DA, An KN, Morrey BF, Daube JR. Electromyographic analysis of muscles across the elbow joint. J Orthop Res. 1987;5:529–38.

62. Haahr JP, Andersen JH. Prognostic factors in lateral epicondylitis: a randomized trial with one-year follow- up in 266 new cases treated with minimal occupational intervention or the usual approach in general practice. Rheumatology (Oxford). 2003;42:1216–25.

63. Hart LE. Corticosteroid injections, physiotherapy, or a wait-and-see policy for lateral epicondylitis? Clin J Sport Med. 2002;12:403–4.

64. Binder AI, Hazleman BL. Lateral humeral epicon-dylitis – a study of natural history and the effect of conservative therapy. Br J Rheumatol. 1983;22:73–6.

65. Raman J, MacDermid JC, Grewal R. Effectiveness of different methods of resistance exercises in lateral epicondylosis – a systematic review. J Hand Ther 2012;25:5–25; quiz 6.

66. Lewis M, Hay EM, Paterson SM, Croft P. Local steroid injections for tennis elbow: does the pain get worse before it gets better? Results from a randomized controlled trial. Clin J Pain. 2005;21:330–4.

67. Altay T, Gunal I, Ozturk H. Local injection treat-ment for lateral epicondylitis. Clin Orthop Relat Res. 2002;398:127–30.

68. Bellapianta J, Swartz F, Lisella J, Czajka J, Neff R, Uhl R. Randomized prospective evaluation of injection techniques for the treatment of lateral epicondylitis. Orthopedics. 2011;34:e708–12.

69. Peerbooms JC, Sluimer J, Bruijn DJ, Gosens T. Positive effect of an autologous platelet concentrate in lateral epicondylitis in a double-blind randomized controlled trial: platelet-rich plasma versus corticoste-roid injection with a 1-year follow-up. Am J Sports Med. 2010;38:255–62.

70. D'Vaz AP, Ostor AJ, Speed CA, et al. Pulsed low-intensity ultrasound therapy for chronic lateral epicondylitis: a randomized controlled trial. Rheumatology (Oxford). 2006;45:566–70.

71. Haake M, Konig IR, Decker T, Riedel C, Buch M, Muller HH. Extracorporeal shock wave therapy in the treatment of lateral epicondylitis: a ran-domized multicenter trial. J Bone Joint Surg Am. 2002;84-A:1982–91.

72. Bisset L, Paungmali A, Vicenzino B, Beller E. A systematic review and meta-analysis of clinical trials on physical interventions for lateral epicondylalgia. Br J Sports Med. 2005;39:411–22; discussion 22.

73. Nirschl RP, Pettrone FA. Tennis elbow. The surgical treatment of lateral epicondylitis. J Bone Joint Surg Am. 1979;61:832–9.

74. Szabo SJ, Savoie 3rd FH, Field LD, Ramsey JR, Hosemann CD. Tendinosis of the extensor carpi radialis brevis: an evaluation of three methods of operative treatment. J Shoulder Elbow Surg. 2006;15:721–7.

75. Garden RS. Tennis Elbow. J Bone Joint Surg. 1961;43B:100–6.

76. Carroll RE, Jorgensen EC. Evaluation of the Garden procedure for lateral epicondylitis. Clin Orthop Relat Res. 1968;60:201–4.

77. Wilhelm A. Tennis elbow: treatment of resistant cases by denervation. J Hand Surg Br. 1996;21:523–33.

78. Verhaar J, Walenkamp G, Kester A, van Mameren H, van der Linden T. Lateral extensor release for tennis elbow. A prospective long-term follow-up study. J Bone Joint Surg Am. 1993;75:1034–43.

79. Baker Jr CL, Murphy KP, Gottlob CA, Curd DT. Arthroscopic classifi cation and treatment of lateral epicondylitis: two-year clinical results. J Shoulder Elbow Surg. 2000;9:475–82.

80. Owens BD, Murphy KP, Kuklo TR. Arthroscopic release for lateral epicondylitis. Arthroscopy. 2001;17:582–7.

81. Mullett H, Sprague M, Brown G, Hausman M. Arthroscopic treatment of lateral epicondylitis: clinical and cadaveric studies. Clin Orthop Relat Res. 2005;439:123–8.

82. Buchbinder R, Johnston RV, Barnsley L, Assendelft WJ, Bell SN, Smidt N. Surgery for lateral elbow pain. Cochrane Database Syst Rev. 2011;(3):CD003525.

83. Kalainov DM, Cohen MS. Posterolateral rotatory instability of the elbow in association with lateral epicondylitis. A report of three cases. J Bone Joint Surg Am. 2005;87:1120–5.

84. Leach RE, Miller JK. Lateral and medial epicondylitis of the elbow. Clin Sports Med. 1987;6:259–72.

85. Descatha A, Leclerc A, Chastang JF, Roquelaure Y. Medial epicondylitis in occupational settings: preva-lence, incidence and associated risk factors. J Occup Environ Med. 2003;45:993–1001.

86. Gabel GT, Morrey BF. Operative treatment of medical epicondylitis. Infl uence of concomitant ulnar neuropathy at the elbow. J Bone Joint Surg Am. 1995;77:1065–9.

87. Stahl S, Kaufman T. The effi cacy of an injection of steroids for medial epicondylitis. A prospec-tive study of sixty elbows. J Bone Joint Surg Am. 1997;79:1648–52.

88. Zonno A, Manuel J, Merrell G, Ramos P, Akelman E, DaSilva MF. Arthroscopic technique for medial epicondylitis: technique and safety analysis. Arthroscopy. 2010;26:610–6.

89. Vangsness Jr CT, Jobe FW. Surgical treatment of medial epicondylitis. Results in 35 elbows. J Bone Joint Surg Br. 1991;73:409–11.